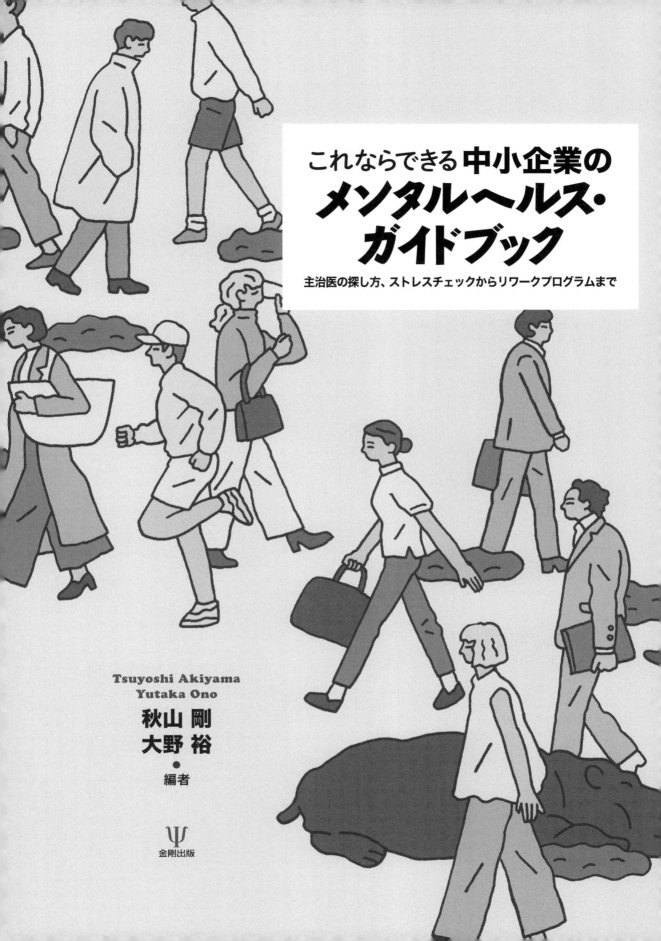

これならできる 中小企業の メンタルヘルス・ガイドブック

主治医の探し方、ストレスチェックからリワークプログラムまで

Tsuyoshi Akiyama
Yutaka Ono

秋山 剛
大野 裕

編者

金剛出版

はじめに

　この本は，メンタルヘルス対策に，お金や人手をかけられない中小企業でも，効果的な対応をしていただけるようにという思いで作成しました。ですので，内容は具体的，実務的なものです。

　まず，「社内教育」「ストレスチェックへの対応」はメンタル疾患の予防策です。メンタル不調な社員が発生した時に備えて，「職域でよくみられる精神疾患」「復職時の対応・復職後のフォロー」について説明しています。また，医師の探し方をご存じない方が多いかもしれませんので，「よい主治医の探し方」「よい産業医の探し方」を紹介しました。

　中小企業では，社会保険労務士がメンタル不調の社員への対応に関わることが多いと思います。社会保険労務士の活動については，「社会保険労務士の活動の実例」をご覧ください。また，インターネットやアプリで，安価によいサービスを利用することができますので，「インターネットサイトの利用1」「インターネットサイトの利用2」「アプリの利用」を参考にしてください。

　メンタル不調の社員が発生した後の対応は，可能であれば，復職を支援するプログラムを利用していただくのをお勧めします。「リワークプログラム」「短期型リワークプログラム」をご覧ください。

　日本の労働者の多くが働いている中小企業において，人手とお金をかけずに，よいメンタルヘルス対策が行われるために，役立てていただければ幸いです。

　最後になりましたが，本書の完成にあたっては，金剛出版編集部の中村奈々さん，古口正枝さんにお世話になりました。ありがとうございました。

2018年8月　秋山　剛

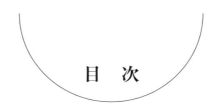

目　次

はじめに 3

第1章　社内教育 9
Ⅰ　はじめに／Ⅱ　企業におけるこころの健康対応としての社内教育（一次予防教育）について／Ⅲ　セルフケア研修（勤労者全般）／Ⅲ　ラインケア研修（管理監督者）／Ⅳ　ストレスチェック後の職場改善にもつながるゼロ次＆一次予防研修／Ⅴ　中小企業での一次予防ツール（社内教育）の実践

第2章　ストレスチェックへの対応 43
Ⅰ　ストレスチェックとは／Ⅱ　何のために行うのか・誰に頼むのか／Ⅲ　導入前の準備／Ⅳ　ストレスチェックの実施／Ⅴ　面接指導と就業指導／Ⅵ　職場分析と職場環境の改善／Ⅶ　注意点

第3章　職場でよくみられる精神疾患 63
Ⅰ　うつ病／Ⅱ　双極性障害／Ⅲ　不安障害／Ⅳ　発達障害／Ⅴ　アルコール関連問題／Ⅵ　統合失調症

第4章　復職時の対応・復職後のフォロー 85
Ⅰ　はじめに／Ⅱ　特色／Ⅲ　ステップ

第5章　よい主治医の探し方，活用法 111
Ⅰ　はじめに／Ⅱ　主治医を変えた方がよい時／Ⅲ　よい主治医の見つけ方／Ⅳ　主治医の活用法：合同面談／Ⅴ　主治医への説明：本人のため，他の社員の健康のため／Ⅵ　望ましい診療の例／Ⅶ　おわりに 122

第6章　よい産業医の探し方 125
Ⅰ　よい医師とは／Ⅱ　企業の準備／Ⅲ　職場における心の健康問題の対策をリードする産業医の探し方／Ⅳ　企業の健康管理がわかる精神科医（主治医）の探し方／Ⅴ　地域のセンターの利用の仕方（産業保健総合支援センター，地域産業保健センター）／Ⅵ　主治医や産業医への相談の方法，連携の行い方

第7章　社会保険労務士の活動の実例 139

第8章　インターネットサイトの利用1　161
　Ⅰ　インターネットを使ったメンタルヘルス対策とは何か／Ⅱ　働く人のメンタルヘルス対策に活用できるインターネットプログラム／Ⅲ　おわりに

第9章　インターネットサイトの利用2　175
　Ⅰ　はじめに／Ⅱ　こころのスキルアップトレーニング【ここトレ】／Ⅲ　中小企業での活用可能性／Ⅳ　おわりに

第10章　アプリの利用　183
　Ⅰ　アプリによるメンタルヘルスとは／Ⅱ　産・官・学の関心とユーザーの期待／Ⅲ　これまでの例（海外・国内）／Ⅳ　アプリ活用の長所／Ⅴ　アプリの注意点／Ⅵ　メンタルヘルスケアアプリの課題と解決／Ⅶ　今後の見込み

第11章　休職した社員のためのリワークプログラム　199
　Ⅰ　リワークプログラムとは／Ⅱ　いろいろなリワーク／Ⅲ　医療機関におけるリワークプログラム／Ⅳ　障害者職業センターでの職リハリワーク／Ⅴ　主治医とリワークプログラム／Ⅵ　中小企業における休職者対策上でのリワーク施設の使い方

第12章　短期型リワークプログラム　215
　Ⅰ　短期型リワークプログラムとは何か／Ⅱ　短期型リワークプログラムの特徴／Ⅲ　短期型リワークプログラムの実施例①／Ⅳ　短期型リワークプログラムの実施例②／Ⅴ　企業との連携／Ⅵ　今後の展望　222

これならできる中小企業の
メンタルヘルス・ガイドブック

主治医の探し方、ストレスチェックからリワークプログラムまで

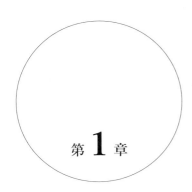

第1章

社内教育

I　はじめに

　ストレスチェックの義務化により，企業でのこころの健康対応は，活発になりつつあります。しかし，その先となると，簡単にはことが運ばないようです。企業が，高い費用をかけて，従業員の方にストレスチェックを受検できるようにしても，「受検していただけない，面接を申し出ていただけない。結局のところ，セルフケアにつながらない」との悩みも数多くあるようです。また，職場を分析してみても，「どのように職場を改善すればよいのかわからない。見当がつかない。職場には抵抗感や困惑が目立つ」と途方に暮れることもあるようです。このような悩みは，何も中小企業に限ったものではありません。大企業でもある悩みです。しかし，すでにさまざまなこころの健康対応を行っている大企業では，答えは今までの活動の中にあることがほとんどです。ストレスチェックの先をどうすればよいのかと，無理に考えるのではなく，今までの活動をあるべき姿に引き上げ，ストレスチェックの位置づけを考えればいいのです。

　多くの大企業では，すでに，相談窓口と社内教育は，行われていると思いますので，問題は，それらが，どのような考えで形づくられているか，どのように行われているのか，さらに，どのようにつながりを持てているか，というところです。日頃の活動が，活発であり信頼を得ることができていれば，ストレスチェックも多くの方

が受検し，医師の面接も進んで申し込むのではないでしょうか。職場分析の結果を受けて，改善を希望してくる職場に行うべき介入も，何をすべきか，日頃の活動の延長に答えが見出せるでしょうし，介入がスムーズに受け入れられることでしょう。すなわち，ストレスチェックはスタート地点ではなく，日頃の活動の通過点でなければいけません。

一方で，国内の産業は，中小企業がその中核を担っているにもかかわらず，社内教育等にかけられる費用や時間には限りがあり，ストレスチェックを行うことのできる専門性を有したスタッフを備えることが難しい場合もあるでしょう。では，中小企業が専門の人手や時間と費用に苦労することなく，社内教育などを行うことのできる方法はないのでしょうか。

いまは，「情報産業革命」とも呼ぶべき，「人がさまざまな情報とつながる技術」の進歩は目覚ましく，本書でも，第8・9章で「インターネットサイトの活用」，第10章で「アプリの利用」に触れています。これから述べる，現在行われるべき社内教育の内容を一読していただいた上で，サイトやアプリをご覧いただければ，社内教育の大半が置き換えられることに気づくでしょう。中小企業において専門性を有したスタッフがいなくとも，一定水準のこころの健康に関する教育を随時行うことが可能になりつつあります。これらの便利で安価なツールを使わない手はありません。

しかし，忘れないでください。それは，「人は人により，苦しんだり，幸せになったり，救われたりする」ということです。いかにテクノロジーが進歩をしても，心の健康対策には，人を介さないと上手くいかない部分が必ず残ります。

こころの健康対応以外にも，コミュニケーションや思いやりの心，やる気ややりがいなど，働いていく上でのこころのあり方といった人事労務に関する社内教育などには，人の力が必要です。たとえば，映像に撮られた芝居の舞台を見た時に一定の感動はするものの，芝居そのものを劇場で観劇した時に湧き起こる満足感や役者との一体感ではないことは，誰もが知っています。働く人にとって，困った時，悩んだ時，絶望の淵に立った時などに相談できる相手は，人であり，機械やコンピュー

タではないこと，人に救いを求めることを忘れてはなりません。

II　企業におけるこころの健康対応としての社内教育（一次予防教育）について

　企業におけるこころの健康対応の中での一次予防（未然防止・健康増進・成長支援）とは，どのようなものでしょうか。

　「自発的な相談」ができる風通しの良い職場づくりは，一次予防活動のゴールの一つでしょう。それには，社内教育などによる従業員（含む上司）への啓発が大切です。では，社内教育とは，どのような点に気をつけ，工夫すれば良いのでしょうか。勤労者全般に対してのセルフケア研修と管理監督者に対してのラインケア研修に分けて考えてみます。

　最後に，心に働きかける社内教育を中小企業で行う上で参考になるような実際例も挙げてみます。

III　セルフケア研修（勤労者全般）

　セルフケア研修は，働く人すべてに受けていただきたい教育です。受講しやすい時間帯や場所などに配慮し，早すぎる開始時刻や遅すぎる終了時刻は避けて下さい。中小企業では長時間の研修も難しいので，休憩を含む約2時間前後の研修が望ましいでしょう。以下に，印刷資料として使う図表は節末に参考資料として挙げていきます。

1. はじめに

　まず，セルフケア研修として図1のことは，企業の規模にかかわらず，伝えて下さい。ただし，一度の研修で伝えられる情報は限られているので，研修中に折に触れて伝えましょう。また，研修の目的としてメンタルヘルス不調に対する偏見を取り除いていくことが大切です。事業主そしてその指示の下でメンタルヘルス活動を行う方が，偏見のない姿勢を持つことによって本当の一次予防が始まるのです。社内教育を始める前に，この点についても確認します。

　また，研修資料を作成することは，当日の実施と同じくらい大変なこと，と思うかもしれませんが，厚生労働省のホームページや厚生労働省が働く人のメンタルヘルス・ポータルサイトとして作成している「心の耳」などのページを参考にして下さい（表1参照）。これらは，（出典を明らかにした上で）スライドや配布資料などの研修資料の作成に活用できる，わかりやすく適切な（そして厚生労働省が公にしている）内容です。日頃なじみのない内容を独自の解釈で伝えてしまうのではなく，自分自身が十分理解を深めた上で，これらのコンテンツを活用されると良いでしょう。

2. 会社の方針

　働く人一人ひとりのこころの健康への対応に関する会社の方針を，明確に伝えましょう（図2）。会社の方針が決められていないと，研修をスムーズにスタートすることは難しくなります。特に中小企業の場合は，まずは，会社方針を確認（あるいは決定）することからスタートです。

3. 基礎知識

　ストレスやこころの健康にどのように対応すると良いかなどについて基礎的な知識を正しく伝えましょう（図3・4・5・6）。ここで注意をしていただきたいのはストレスという言葉の正確な意味です。ストレスというものは，厄介でネガティブな

表 1

参考になるサイト

厚生労働省
　　　　https://www.mhlw.go.jp/index.html
　メンタルヘルスへのとびら
　　　　https://www.mhlw.go.jp/kokoro/first/index.html

こころの耳
　　　　http://kokoro.mhlw.go.jp/
　メンタルヘルス推進室へようこそ～事業場内メンタルヘルス推進担当者の奮闘記
　　　　http://kokoro.mhlw.go.jp/implementation/
　　社内の推進担当者として「できること」と「できないこと」を考えながら試行錯誤してゆく様子を物語風に学ぶことができる

　15分でわかる e-ラーニング
　　　　http://kokoro.mhlw.go.jp/selfcare/
　　コンテンツ（セルフ学習）があり，企業で働く誰もが，いつでも無料で利用できる

　うさぎ商事の休憩室
　　　　http://kokoro.mhlw.go.jp/usagi/
　　うさぎ商事の仲良し同期入社組ぴょん子とぴょん太が登場し，マンガを見るようにストレスについて学ぶことができる

　ご存じですか？　うつ病
　　　　http://kokoro.mhlw.go.jp/about-depression/
　　さまざまなパターン別に事例が紹介されている

　気配りしてますか—上司・同僚の方へ
　　　　http://kokoro.mhlw.go.jp/attentive/
　　職場の上司や同僚の方に向けて，快適な職場づくりに欠かせないノウハウを，約30分でわかりやすく説明する

　15分でわかるラインによるケア
　　　　http://kokoro.mhlw.go.jp/e-learning/linecare/
　　企業で働く人が誰でも活用できる

厚生労働省・（独）労働者健康安全機構が作成したパンフレット
　Relax　職場における心の健康づくり～労働者の心の健康の保持増進のための指針
　　　　https://www.mhlw.go.jp/file/06-Seisakujouhou-11300000-Roudoukijunkyokuanzeneiseibu/0000153859.pdf
　　平成29年の改訂版が「こころの耳」からもダウンロードできる

ものと捉えられがちですが，そうではなく，もっと広い意味で使われていることを伝えます。こころや体にかかる外部からの刺激をストレッサーと呼び，ストレッサーに適応しようとして，こころや体に生じたさまざまな反応をストレス反応を呼びます。ですから，ネガティブなものもポジティブヴなものもストレスなのです。つまり「これは，善いことや楽しいことだから，自分にとってはストレスにはならない。だから病気は悪くならない」というわけではなく，善いことや楽しいことでも，時には病気を悪くする，あるいは再発させる誘因（きっかけ）になることを伝えます。

　一方で，つらいことや苦しいことが必ず病気を悪くする，あるいは再発させるものでもないことも知っておくと良いでしょう。社会で生きていく限り，問題が全くないということは現実的ではありません。人生そのものが，「いろいろな問題を抱える」ということと，「その問題を解決できたという満足感や達成感」から成り立っているのかもしれません。それは，病気がある人にもない人にも言えることです。毎日大なり小なりの問題が発生し，解決していく繰り返しです。ストレスとなる問題を上手に解決していくことは，病気の発生と悪化や再発を防ぐことにつながります。

　ストレスにより生じる反応も，始まりは雪の斜面にできた小さな雪玉に過ぎません。しかし斜面を転げ下るうちに加速し，やがて大きくなり，自分ではどうしようもない雪崩，すなわちメンタル不調を起こしてしまうのです。そうならないためにも，小さな雪玉であるうちに気づいて，自分自身で対処できることが大切であると伝えます。もちろん，会社としても働く方の安全と健康に配慮していることを伝えましょう。ストレスについて解説するにあたっては，先ほどの表1「メンタルヘルスへのとびら」「うさぎ商事の休憩室」も参照にして下さい。

4．サインの気づき方

　長い会社人生の間に，経験するかもしれない病気が少なからずあります。インフルエンザなどの感染症や糖尿病・高血圧・高脂血症などの生活習慣病，あるいはうつ病などです。ごく初期の症状と，主な症状を簡単にわかりやすく伝えます（図7）。

また，典型的な経過も伝えられると良いでしょう。事例を用いるとわかりやすいのですが，ケースの背景などが現場に即していて現実的な印象を与えられなければいけません（一方でプライバシーへの配慮が必要です。ただし，精神医学的あるいは心理学的すなわち科学的なエビデンスを逸脱していてもいけません。メンタル不調のケースであれば精神科医などの専門家が作成することが望まれます）。ここでの注意は，これらを伝えることにより「病気（障がい）あるいは病者」への偏見が生じないようにすることです。メンタル不調やストレスについて科学的に伝え，一人ひとりのメンタル不調全般に対する偏見を取り除きましょう。ここで，教育を行う私たち自身が偏見を持っている，あるいは医学的治療に負い目や，いたずらな否定感を持っていては，職場の偏見を取り除くことができません。

　疾病の話をする時は，わかりやすく，専門用語，特に医学的な専門用語は極力使わずに伝えます。受講者に応じて漢字や，ひらがな・カタカナを使い分けて，伝わりやすさの工夫をしましょう。

　さきほどの表1中の「ご存知ですか？　うつ病」というコンテンツも役立ちます。

5. セルフケア

■1）セルフケアを理解しましょう（図8・9）

　たとえば，「体重のコントロール・運動習慣・飲酒のコントロール・禁煙・食習慣・間食のコントロール・睡眠習慣」のように，いくつもの健康習慣について解説をして，正しい健康習慣を紹介しましょう。

　正しい健康習慣は，働くだけではなく人生を送る上でも大切なものです。身体の健康が保たれることは，心の健康づくりにもつながることを伝えましょう。さらに，睡眠習慣と嗜好品を含む食生活習慣を保つことは，メンタル不調の再発を防ぐのみならず，未然に防ぐことにもなります。ここでどのような健康習慣の項目を取り上げるのか，どのくらいの指標をあるべき姿として勧めるのかは，職場の特性などにもよります。特に中小企業においては，会社によってその特性が大きく違うので，社内で（存在する時は必ず，産業医など専門スタッフを交えて）検討しましょう。

検診の際に展開される資料がある時は、それらとの間に統一感があるように気を付けるべきです。

■2）どこに相談するか？（図10・11）
　気づいた時の相談窓口を案内します。誰もが気軽に相談できる実用的な窓口を複数準備しましょう。社内であれば「保健師などの産業保健スタッフ」による窓口であったり、「ピアサポーター」による窓口であったり、社外だったら契約先窓口です。特に、メンタルヘルスに関する相談は、気軽で「いつでも、どこからでも、申し込めて（取り消せて）」「人目を気にせず、訪れやすい」窓口を用意します。また、「職場の人に知られることなく」「勤務時間外」などに相談できる窓口を求めたり、「人を介すことなく（たとえばウェブサイトなどで）予約ができたりすると、気楽で良い」との思いがあったり「（心の健康づくりにおいて）より専門家である心理職や精神科医」などに相談できる窓口を求める人も多いようです。
　社内に相談窓口を準備することが難しければ、「こころの耳」から、電話相談または、メール相談ができるようになっています。また、全国の精神科・心療内科などの医療機関が探せるように国内全県の医療情報検索システムが紹介されているので案内しましょう。

■3）助け合い・思いやり（図12）
　以上の内容は、すべての従業員の方に受講を勧めましょう。
　ストレス対処ができるようになると、自分が楽になる以上に、他人との絆が深まり、自他共に大切にできるようになり、人としての成長も実感できます。できれば心理・精神医学の専門家の力を使うのが良いのかもしれませんが、マンパワーには限りがあるので、むしろ、心理・精神医学の専門家に指導を受けた職場の上司やピアサポーターが行っていくのが現実的です。職場で働く一人ひとりに、こころの健康の重要性を伝えることができれば、いきいきと健康的な職場になるはずです。

①こころの健康対応に関する会社の**方針**を知っておきましょう
②ストレスおよびこころの健康対応に関する**基礎知識**を備えてゆきましょう
③セルフケアの重要性およびこころの健康問題に対する**正しい態度**を身につけてゆきましょう
④こころの病気の初期サインに加えて，ストレスへの**気づき方**を知っておきましょう
⑤ストレスの**予防**，軽減およびストレスへの**対処の方法**が身につけられると良いでしょう
⑥**自発的な相談**の有用性について分かっておきましょう
⑦事業場内の**相談先**および事業所外資源に関する情報を持っておき，いざという時に活用しましょう

図1　はじめに（セルフケア研修）

会社が大切にしていることです

『働く人のこころの健康と安全を一番に考えて夢のあるモノづくりできるいきいきとした職場づくりを目指します』

（一例です）

図2　会社の方針

ストレスを理解しましょう①

• ストレスの原因

「ストレスとは，外部から刺激を受けた時に生じる緊張状態」

日常の中で起こるさまざまな変化＝刺激が，ストレスの原因になるのです。**喜ばしい出来事も**変化＝刺激ですから，**実はストレスの原因になります。**

図3　基礎知識①

ストレスを理解しましょう②

• 自分のストレスサインを知っておくとよいでしょう

「サインが出ているからといって，病気というわけではありません。しかし，サインが出ていながら，**ストレスを受け続けていると**，こころも体も悲鳴をあげて，ついには調子をくずし，**こころの病気になることもあります**」

図4　基礎知識②

ストレスを理解しましょう③

• サインに気づいたら，早めに対処することが大切

「こころの健康を保つには早めの対処が大切です。自分特有のストレスサインを知っておくことも大切です。そして**気づいたときには，十分な休息や気分転換などで，早めに対処**するようにしましょう。早めのセルフケアです」

図5　基礎知識③

こころの病気を理解しましょう

- **誰でもかかりうる病気**です
- **回復しうる病気**です

「本人が苦しんでいても，周囲には分かりにくいのが，こころの病気です。体の病気や怪我をした人には「無理をしなくていいんだよ！」と，なにげなく声をかけることができます。たとえば，腕の骨が折れている人に，重い荷物を持つことは頼みません。一方で私たちは，こころの病気の場合は，気づかないうちに無理なことをさせたり，傷つけたり，病状を悪化させているかもしれません。**こころの病気を正しく理解しましょう**」

図6　基礎知識④

こころの病気の初期サインに気づきましょう

- **気になるサインが続くときは相談**

たとえば
- 気分が沈む，憂うつ
- 何をするにも元気が出ない
- イライラする，怒りっぽい
- 理由もないのに，不安な気持ちになる
- 気持ちが落ち着かない
- 胸がどきどきする，息苦しい
- 何度も確かめないと気がすまない
- 周りに誰もいないのに，人の声が聴こえてくる
- 誰かが自分の悪口を言っている
- 何も食べたくない，食事が美味しくない
- なかなか寝つけない，熟眠できない
- 夜中に何度も目が覚める

図7　サインの気づき方

セルフケアを理解しましょう

- ピンチをチャンスに変える
①生活習慣を見直す
②困ったら，あわてずにひと呼吸
③困ったら，誰かに話して情報収集
④困ったら，違う考えを見つけてみる
⑤心身をくつろがせる
⑥問題解決する力をトレーニング
⑦困ったら，「ヘルプ！」を言える
⑧困っていたら，助け合い・思いやり

図8　セルフケアについて①

セルフケアを理解しましょう

①生活習慣を見直す

「ストレスと上手につきあうには，食事，睡眠，運動などの生活習慣を整えることが大切です。また，リラックスできる時間をもつことも大切です。ただし，お酒を飲んでつらさを紛らわせようとするのは，睡眠の質を低下させ，こころの病気を引き寄せます」

②困ったら，あわてずにひと呼吸

「ピンチだからこそ慌てます。慌ててるからこそ，やってはいけない行動をしがちです！

ピンチは拡大！！！悪循環の始まりです。

ピンチには，とりあえず行動しないで，『慌てずにひと呼吸』と心の中で唱えてみましょう。このひと言を思い出すだけでも，ひと呼吸入れれます。ピンチの時には，まずは，ひと呼吸入れてみましょう。ひと呼吸は，ぐるぐるの悪循環を拡大させないコツです」

③困ったら，誰かに話して情報収集

「誰かに話して，情報を集めてみましょう。情報が得れると，新しい考えが見つかります！

もちろん，悩みを吐き出すだけで

こころが，軽くなります。誰かに共感されると，こころが温まります。

そして一人じゃないって感じます」

④困ったら，違う考えを見つけてみる

「ストレスを感じるとき。物事を固定的に考えてしまうことがあります。たとえば「○○すべき」と考えて，それが上手くいかない時にストレスを感じてしまいます。考え方や見方を少し変えてみるだけで，こころが少し楽になることがあります。」

⑤心身をくつろがせる

「会社生活は緊張やストレスが続きがちです。不調になるその前に，心身がくつろぐことを意識的にしましょう。くつろぎの時間を作りましょう。自分に合った気分転換を見つけておきリストにして準備しておくと良いでしょう。」

⑥問題解決する力をトレーニング

「悩むことはつらいものです。しかし，悩みに向き合い，能動的な姿勢で，自分なりに問題を解決してゆくことが，自信につながります。考える時間と話し合える相手をつくり，情報をたくさん集めたうえで，上手に自問自答してみます。トレーニングしておきます」

図9　セルフケアについて②

自発的な相談の有用性とセルフケアを理解しましょう

⑦困ったら,「ヘルプ!」を言える

「困った時やつらい時に話を聴いてもらうだけでも,こころが楽になります。話すことで自分の中で解決策が見つかることもあります。相談に乗ってもらえた安心感も,こころを落ち着かせます。**日頃から気軽に話せる人を増やしておきましょう。心身の症状が続く時は専門家に相談しましょう**」

図10　自発的な相談

社内の健康相談窓口：内線〇〇ー▲□〇〇
(9:00 − 17:00) 月曜日ー金曜日
社外契約の相談窓口：〇×ー□□△ー〇●〇□
(17:00 − 20:00) 月曜日ー土曜日
働く人の「こころの耳電話相談」
働く人の「こころの耳メール相談」

（一例です）

図11　相談先

⑧困っていたら,助け合い・思いやり

「**困ったり,悩んだりしているときに,誰かにヘルプ!　と言うことは勇気が要ります。困っている人を見つけたときに,声をかける**ことも勇気が要るものです。相手を思いやる人が職場に溢れてくると,生産性の向上にも不調の予防にも繋がるとも言われています。」

図12　セルフケアについて③

Ⅲ　ラインケア研修（管理監督者）

　メンタルヘルスに関するラインケア研修は，労務管理や人財育成に関する社内研修と併せて行うことが可能です。なお，「こころの耳」に「気配りしてますか―上司・同僚の方へ」というコンテンツがあります（表 1）。職場の上司や同僚の方に向けて，快適な職場づくりに欠かせないノウハウを，約 30 分でわかりやすく説明する内容です。さらに，「15 分でわかるラインによるケア」という e- ラーニング（セルフ学習）ができるコンテンツがあり，企業で働く人が誰でも活用できるようになっています。中小企業ではセルフ学習を活用することも大切でしょう。

1．はじめに

　（すでに会社として決められている）ヘルスケア全般にわたる会社方針（図 13・14）を，伝えます。会社の方針を正しく理解しておくことは，上司として果たすべき務めであることを伝えましょう。

2．メンタルヘルスケアの意義

　職場でメンタルヘルスケアを行う意義を伝えます（図 15）。

3．基礎知識

　ストレスおよびメンタルヘルスケアに関する基礎知識を伝えます。ここでも，受講している上司の方自身および職場そのものが働く人にとってストレスの素になり得ることや，逆に働く人のストレスを緩和できることも，理解してもらいましょう（図 16・17・18）。

4．管理監督者の役割

　管理監督者は，労働者一人ひとりの（メンタルヘルスを含め）健康に配慮しなけ

ればならないことを伝えます（図19）。もし，不調な状態にある時は，できるだけ早くに気づき，具体的な（管理監督者としての）対応を行うべきです。

業務に忙しく，マンパワーに余裕がない職場では，さまざまな配慮が疎かになりがちです。職場での「いつもと違う様子」が，メンタル不調によって生じ得ること，さらに，そうであるならば，本人が医療上の対処が受けられるように，管理監督者として配慮すべきであることを伝えます。うつ病をはじめとするメンタル不調には，休息が治療としての選択肢の一つとなります。

5. こころの病気の理解

さらに管理監督者としての心の健康問題に対する正しい態度を伝えます。上司の方々に，従業員の心身の健康がケアされることの重要性を伝えるために，(社内外の）健康に関する現状を提示しましょう。

中小企業においては，会社トップの方とラインケア研修を受けていただく方に，メンタルヘルスに対する正しい心の態度について理解いただくことが重要です。

表1の厚生労働省・(独) 労働者健康安全機構が作成したパンフレット「Relax 職場における心の健康づくり〜労働者の心の健康の保持増進のための指針」も参考にして下さい。

6. 職場環境の評価・改善

会社がストレスチェックを行い，個別の結果を集計して職場全体の結果として分析している時は，会社がどのようにストレスチェックを行っているのかを伝えましょう（図21）。日頃から「働く人一人ひとりの仕事の量や質について気にかけ，先の見通しをもって仕事を進め，働く人が自分でもコントロール感をもって仕事に臨めるように心掛ける，あるいは職場全体が助け合う風土を作り出す，さらには悩みごとを上司にも相談できる風通しの良い職場づくり」が理想です。

7. 相談対応

　部下や同僚から心の不調について相談されたら，どのように対応すべきか，気をつけるべき点を伝えます。こころの問題に対する相談には，適切な時間と場所の確保が大切です（図22・23・24）。「まずは，一杯酒でも飲みながら……」といった対応はやめましょう。

　相手の目を見て相手の話に頷きながら聴くことにより，こころを軽くして落ち着かせられることや，時には，相手の話を整理してあげることにより，安心感が生まれることを伝えます。注意点としては，問題を解決してあげることは，相手を安心させることにつながるものの，問題解決に終始しすぎてしまうと，相手の気持ちを受け止められず本当の問題を見誤ることがあるので，自分一人で抱え込み続けることなく，社内の専門家（産業医や産業看護職，存在する時は心理職や精神科医などの産業保健スタッフ）などに相談するように勧めることも大切です。

8. 職場復帰

　メンタル不調に陥り，会社を休まなければいけなくなった方は，治療を受け，不調から回復し職場に復帰することになります（図25・26）。回復途中では，軽快と増悪を小さく繰り返しながら，少しずつ回復していくので，経過を理解し（期待を含む）軽はずみな励ましは控えるべきです。本人が職場に戻る気持ちになり，主治医が戻って仕事ができる状態になったと判断（診断書）し，復職が可能であるか，どのように受け入れていくべきか，などを産業医が意見し，最終的には会社が復職の可否を決定します。

　この流れの中で，上司は，産業医などから，現場の状況などについて意見を求められることがあることも伝えます。主治医から仕事ができるという判断は出されますが，本人はストレスによって再び不調に陥りやすい状態です。職場に戻った後の段階的なプランを，上司を含めたサポートチームを使って支援していきましょう。

　あらかじめ会社全体で復職に際しての支援プログラムが作成されている時は，そ

の説明が必要です。社内においてプログラムが整備されていない時は，社内に支援プログラムを整備することからスタートしましょう。

9. 連携

　誰でも心身ともに不調になることが少なからずあります。それにより，職場においてどのような問題が生じるのか，職場で想定される事例（たとえば，遅刻や早退や突発休務などの勤怠の乱れ，仕事上のミス，仕事中の居眠り，身だしなみの乱れ，職場での孤立あるいは対立，仕事の著しい停滞，など）として説明しましょう（図27・28）。

　それらを認めた時には，与えている仕事の量と質などについて配慮を行い，社内の産業保健スタッフ等と十分な連携をとり，上司としてあるいは職場全体としての対応を決定します。それには，社内の産業保健スタッフ等とは，どのようなスタッフが存在するのか，あるいはどのようにすれば連絡がつくのかを確認しましょう。

　さらに，必要に応じて（社内の産業保健スタッフ等を通じて，本人の同意を得たうえで）主治医，あるいはサポートを行っている社外資源と連携をとることもできます。また，メンタルヘルス不調は（薬物治療を含む）適切な治療を早期に受けることにより，その後の経過が良くなることが多いとされています。

　メンタル不調は決して稀なものではありません。

　不調になった人が治療を受けながら働いていく時には，通院に対して，あるいは仕事内容などについて，合理的な配慮を行うべきであることを伝えます。

10. セルフケア

　部下に対して配慮をするにも，上司は自らが健康でなければ，余裕をもってラインケアを行うことができません（図29・30・31）。たとえば，「体重のコントロール・運動習慣・飲酒のコントロール・禁煙・食習慣・間食のコントロール・睡眠習慣」のように，正しい健康習慣を紹介しましょう。

　正しい健康習慣は，働くだけではなく人生を送る上でも大切なものです。身体の

健康が保たれることは，こころの健康づくりにもつながることを正しく伝えましょう。さらに，睡眠習慣と嗜好品を含む食生活習慣を保つことは，メンタル不調の再発を防ぐのみならず，未然に防ぐことにもなります。

11. 個人情報の保護

休務の時期と復職を支援していく時期を中心に，上司を中心として不調者の健康情報を含む労働者の個人情報を取り扱いが生じますが，本人の同意なく他者に漏らすことは絶対にしてはならないこと，特に診断名など健康情報は，上司が取り扱うことは不適切であること，一方で，生命の危険などが危ぶまれる時には，人道上の適切な判断が望まれることなどを伝えます。

以上は，研修を行うことにより，重症化の防止（二次予防）と再発予防（三次予防）の効果を上げる内容となっています。さらには，未然の予防（一次予防）あるいは健康増進（ゼロ次予防）に効果を上げる研修を行います。それらが職場分析後の職場改善の打ち手の一つとなるはずです。

①こころの健康対応に関する会社の**方針**を知る
②こころの健康対応の**意義**を理解する
③ストレスおよびこころの健康対応に関する**基礎知識**を知っておく
④**管理監督者の役割**およびこころの健康問題に対する**正しい態度**を身につける
⑤**職場環境などの評価**および**改善**の方法を理解する
⑥労働者からの**相談対応**（話の聴き方，情報提供および助言の方法など）を身につける
⑦こころの健康問題により休業した者の**職場復帰への支援**の方法を理解する
⑧社内の産業保健スタッフ等との**連携**およびこれを通じた社外資源との連携の方法を知っておく
⑨**セルフケアの方法**を理解する
⑩社内の**相談先**および社外資源に関する情報を持っておき，いざという時に活用する
⑪健康情報を含む**個人情報の保護**の大切さを理解する

図13 はじめに（ラインケア研修）

会社が大切にしていること

『働く人のこころの健康と安全を一番に考えて夢のあるモノづくりできるいきいきとした職場づくりを目指します』

(一例です)

年次目標
- 管理監督者がこころの健康対応を理解し役割を果たす
- 社内産業保健スタッフなどと社外資源との連携を円滑にする

活動評価
- 社内教育への参加率90％以上
- ストレスチェック職場分析の総合健康リスクの10ポイント低減

(一例です)

図14　会社が大切にしていること

こころの健康対応の意義を理解

「働く人のストレスは拡大する傾向にあり，仕事に関する強い不安やストレスを感じている労働者が半数を超える状況です。また，精神障害に係る労災補償状況も近年増加傾向です。こころの健康問題が働く人，家族，会社および社会に与える影響は，大きくなっています。職場において，より積極的にこころの健康対応を行うことは，働く人と家族の幸せを確保するとともに，わが国社会の健全な発展という観点からも重要な課題です」

図15　メンタルヘルスケアの意義

ストレスを理解しておく①

- ストレスの原因

「ストレスとは，外部から刺激を受けた時に生じる緊張状態」

日常の中で起こるさまざまな変化＝刺激が，ストレスの原因になるのです。**喜ばしい出来事も変化＝刺激ですから，実はストレスの原因になります。**

図16　基礎知識①

ストレスを理解しておく②

- 自分のストレスサインを知っておくとよいでしょう

「サインが出ているからといって，病気というわけではありません。しかし，サインが出ていながら，**ストレスを受け続けていると，**こころも体も悲鳴をあげて，ついには調子をくずし，**こころの病気になることもあります**」

図17　基礎知識②

ストレスを理解しておく③

- サインに気づいたら，早めに対処することが大切

「こころの健康を保つには早めの対処が大切です。自分特有のストレスサインを知っておくことも大切です。そして**気づいたときには，十分な休息や気分転換などで，早めに対処**するようにしましょう。早めのセルフケアです」

図18　基礎知識③

管理監督者の役割を理解しましょう

管理監督者には安全配慮義務があります。「労務の提供にあたって働く人の生命・健康等を危険から保護するよう配慮すべき義務」があるということです（労働契約法第 5 条）。

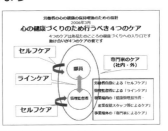

図 19　管理監督者の役割

こころの病気を理解しましょう

- **誰でもかかりうる病気**です

「こころの病気で通院や入院している人は，国内で 323 万人（H20 年）からさらに増え 400 万人目前（H26 年）となっています。5 人に 1 人が一生に一度はうつの状態になるとも言われます。こころの病気は特別なものではなく，誰でもかかり得るものです」

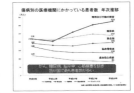 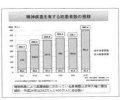

- **回復しうる病気**です

「多くのこころの病気は，治療により以前より回復しやすくなり，安定した社会生活を送れるようになりました。こころの病気になった場合は，体の病気と同じように治療を受けることが何よりも大切です。ただし，早く治そうと焦って無理をすると，回復が遅れることがあります。『焦らず，じっくりと治す』という気持ちで臨むことが回復への近道です。『焦らさず，じっくりと治させる』対応をすることが，周りの人に求められます」

- **誰でもかかりうる病気**です

- **回復しうる病気**です

「本人が苦しんでいても，周囲には分かりにくいのが，こころの病気です。体の病気や怪我をした人には「無理をしなくていいんだよ！」と，なにげなく声をかけることができます。たとえば，腕の骨が折れている人に，重い荷物を持つことは頼みません。一方で私たちは，こころの病気の場合は，気づかないうちに無理なことをさせたり，傷つけたり，病状を悪化させているかもしれません。**こころの病気を正しく理解**しましょう。」

図 20　こころの病気の理解

職場環境などの評価および改善の方法を理解しましょう

「職場レイアウト，作業方法，コミュニケーション，職場組織の改善などを通じた職場環境改善は，働く人のこころを健康にするためになるとされます。会社は積極的に取り組まなければいけません。会社は，管理監督者が行う日頃のマネジメントや働く人からのヒアリング，あるいはストレスチェックの結果などを活用して，職場環境などについて具体に問題点を把握してゆくとされます。そして会社は，問題点を把握したうえで，職場環境，勤務形態，職場組織の見直しなどさまざまな観点から職場環境などの改善を行います。また，その効果を定期的に評価し，継続的に取り組みます。それは，働く人も参加して改善すると良いでしょう」

図21　職場環境の評価・改善

自発的に相談しやすい職場をつくりましょう

「ヘルプ！」を言える職場づくり

「困った時やつらい時は話を聴いてもらえるだけで，こころが楽になります。話すことで自分の中で解決策が見つかることもあります。相談に乗ってもらえた安心感も，こころを落ち着かせます。**日頃から上司などに対して気軽に相談しやすい職場の風土を作っておきます**。ただし，心身の**症状が続く時は専門家への相談を勧めます**」

図22　相談対応①

部下や同僚から心の不調について相談された時

「話しを聞く十分な時間と場所を確保して対応します。正しく内容を把握して，必要に応じて人材と資源を活用して問題解決を図ります。しかし，単純に解決する事だけをしようとしたり，いたずらに励ますことは逆効果になるので注意が必要です。酒の場での相談を設定することは避けた方がよいでしょう。抱え込みすぎずに社内外の専門家に相談を勧めることも大切です」

図23　相談対応②

部下や同僚から相談された時

最初から心の不調を打ち明けることなく，**何気ない相談や仕事の相談から，話が始まる**ことも少なくありません。**そんな一般的なコミュニケーション（相談）では**

- 相手を尊重して相手の意見や立場を理解します
- 相手の受け取り方や，伝えたい考えや気持ちを正しく読み取ります
- 自分の感情や行動を上手くコントロールします
- 自分の考えや気持ちを相手に受け容れてもらえるように上手く表現しながら話します
- 周囲の人間関係に働きかけ良好な状態に調整します

図24　相談対応③

> **職場復帰支援の基本的考え方**
>
> **職場復帰支援プログラム**
> 　休業開始〜通常業務復帰までの「標準的な流れ（手順・内容・関係者の役割）」を明確にするものです
> 　積極的な「4つのケアに従って教育研修・周知」を行うようにするものです
>
> **職場復帰支援プラン**
> 　プログラムに基づき，個々に合った具体的なプランを作成します
> 　プライバシーには十分に配慮して行います
> 　4つのケアがお互いに充分な理解と協力をして行います
>
> **主治医との連携もします**
>
> 　　　改訂版：心の健康問題により休業した労働者の職場復帰支援の手引き　　厚生労働省発表（平成21年3月）

図25　職場復帰①

> **一般的な職場復帰支援の流れです**
>
> 【第1ステップ】病気休業開始および休業中のケア
> ↓
> 【第2ステップ】主治医による職場復帰可能の判断
> ↓
> 【第3ステップ】職場復帰の可否の判断および職場復帰支援プランの作成
> ↓
> 【第4ステップ】最終的な職場復帰の決定
> ↓
> 【第5ステップ】職場復帰後のフォローアップ
>
> 　　　改訂版：心の健康問題により休業した労働者の職場復帰支援の手引き　　厚生労働省発表（平成21年3月）

図26　職場復帰②

> **社内産業保健スタッフなどとの連携，社外資源との連携の方法を知っておく**
>
> 「不調が発生した時，治療が開始された時，休務に至る時，休務中，復職する時，徐々に就労を継続してゆくとき等の時に，社内産業保健スタッフなど，あるいは産業保健スタッフなどを通じての社外資源や主治医などと連携が必要になります」

図27　連携①

社内産業保健スタッフとは

社内産業保健スタッフ等とは
「産業保健スタッフ，こころの健康づくり専門スタッフ，人事労務管理スタッフなど」

産業保健スタッフとは
「産業医，衛生管理者等，保健師」

こころの健康づくり専門スタッフとは
「精神科医・ＰＳＷ・心理職など」

図 28　連携②

社内の健康相談窓口：内線○○－▲□○○
(9:00 － 17:00) 月曜日ー金曜日
社外契約の相談窓口：○×－□□△－○●○□
(17:00 － 20:00) 月曜日ー土曜日
働く人の「こころの耳電話相談」
働く人の「こころの耳メール相談」

(一例です)

図 31　セルフケアについて③

セルフケアを理解しておきます

• ピンチをチャンスに変える
①生活習慣を見直す
②困ったら，あわてずにひと呼吸
③困ったら，誰かに話して情報収集
④困ったら，違う考えを見つけてみる
⑤心身をくつろがせる
⑥問題解決する力をトレーニング
⑦困ったら，「ヘルプ！」を言える
⑧困っていたら，助け合い・思いやり

図 29　セルフケアについて①

健康情報を含む個人情報の保護の大切さを理解する

「健康情報を含む働く人の個人情報の保護と，働く人本人の意思確認の尊重に気をつけることが大切です。こころの健康に関する情報を収集する，あるいは利用するときに，個人情報へ配慮することは，こころの健康対応が，効果的に推進されるための条件です」

図 32　個人情報の保護

セルフケアを理解しておきます

①生活習慣を見直す

「ストレスと上手につきあうには，食事，睡眠，運動などの**生活習慣を整えることが大切**です。また，**リラックスできる時間をもつことも大切**です。ただし，お酒を飲んでつらさを紛らわせようとするのは，睡眠の質を低下させ，こころの病気を引き寄せます」

②困ったら，あわてずにひと呼吸

「ピンチだからこそ慌てます。慌ててるからこそ，やってはいけない行動をしがちです！
ピンチは拡大！！！悪循環の始まりです。
ピンチには，とりあえず行動しないで，『**慌てずにひと呼吸**』と心の中で唱えてみましょう。このひと言を思い出すだけでも，ひと呼吸入れれます。ピンチの時には，まずは，ひと呼吸入れてみましょう。ひと呼吸は，ぐるぐるの悪循環を拡大させないコツです」

③困ったら，誰かに話して情報収集

「誰かに話して，情報を集めてみましょう。情報が得れると，新しい考えが見つかります！
もちろん，悩みを吐き出すだけでこころが，軽くなります。**誰かに共感されると，こころが温まります。**
そして**一人じゃないって感じます**」

④困ったら，違う考えを見つけてみる

「ストレスを感じるとき。物事を固定的に考えてしまうことがあります。たとえば「○○すべき」と考えて，それが上手くいかない時にストレスを感じてしまいます。**考え方や見方を少し変えてみるだけで，こころが少し楽になる**ことがあります」

⑤心身をくつろがせる

「会社生活は緊張やストレスが続きがちです。**不調になるその前に**，心身がくつろぐことを意識的にしましょう。**くつろぎの時間を作りましょう**。自分に合った気分転換を見つけておき**リストにして準備しておく**と良いでしょう」

⑥問題解決する力をトレーニング

「悩むことはつらいものです。しかし，悩みに向き合い，能動的な姿勢で，自分なりに問題を解決してゆくことが，自信につながります。**考える時間と話し合える相手をつくり，情報をたくさん集めたうえで，上手に自問自答**してみます。トレーニングしておきます」

⑦困ったら，「ヘルプ！」を言える

「困った時やつらい時に話を聴いてもらうだけでも，こころが楽になります。話すことで自分の中で解決策が見つかることもあります。相談に乗ってもらえた安心感も，こころを落ち着かせます。**日頃から気軽に話せる人を増やしておきましょう。心身の症状が続く時は専門家に相談**しましょう」

⑧困っていたら，助け合い・思いやり

「**困ったり，悩んだりしているときに，誰かにヘルプ！** と言うことは勇気が要ります。**困っている人を見つけたときに，声をかける**ことも勇気が要るものです。相手を思いやる人が職場に溢れてくると，生産性の向上にも不調の予防にも繋がるとも言われています」

図30 セルフケアについて②

Ⅳ　ストレスチェック後の職場改善にもつながる　　ゼロ次＆一次予防研修

　一次予防のみならずゼロ次予防を目指すのであれば，ストレスマネジメントに加えて，他人との絆が深まり，自他共に大切にし，自然と助け合うことができ，職業人としても個人としても成長したことを実感できる研修であると良いでしょう。

　企業によってはすでに社会人として必要なスキルを学ぶさまざまな社内教育が（社会人としての）行われていますが，ゼロ次＆一次予防研修もその一環として行われると，会社の理解も進み，受講する従業員の方も受け入れやすくなるようです。社会人になると，否応なしに仕事上の人間関係の中で社会行動を行うことになり，役割を獲得してゆくと同時に，心理社会的な成長を始めます。修行・見習いの身から始まり，実務者，小集団リーダー，マネージャー，オーガナイザー等の役割を取得することで，新たな役割を取得していきます。

　上司・部下にかかわらず，組織全体としての成長が認められれば，生産性の向上とメンタルヘルス不調の予防を達成しやすくなるでしょう。「人と上手にコミュニケーションをとれる」「問題や悩みに対して柔軟に考えられる」「双方向で行われる思いやりや気配りの大切さ」「心のメカニズムと共感のメカニズムを知る」等に関する内容の研修は，どの企業でも求められます。

　しかし，そのような研修は「ある程度の専門性を有した人でないとできないから，自分たちでは無理」と思われ，中小企業ではしり込みされがちです。

　そこで，「これならできる」といった実際例をあげてみましょう。

Ⅴ 中小企業での一次予防ツール（社内教育）の実践

　一次予防は，多くの健康な人を対象に行われるものとして，（治療強度を抑えて有害事象をなくし）安全に行われなければなりません。うつ病の治療に有効性を認められているものがいくつかあり，その一つに薬物療法があります。また，認知行動療法もその一つとして認められています。

　大野らは治療強度を低く抑えた認知行動療法を「簡易型認知行動療法」として，企業・学校で活用可能であるとしています。また，秋山らは社内教育に用いることができるように，①治療強度を極めて抑え，②わかりやすく，③専門用語を使用せず，④一時間以内の短い時間で，⑤心理学の専門家でない社内のスタッフなどでも行うことができ，⑥え過大な予算を必要としないことを目標とした，教育ツールを開発しました。

　今回「メンタルヘルス問題を抱えている人向けではなく，職場の人間関係をよくして，イキイキと働くため」にヒントを得られる社内教育の中小企業での実施例を紹介します（豊橋創造大学研究倫理委員会の承認を得て実施）。

　教育は，集団認知行動療法研究会一次予防 WG（執筆），秋山剛・福本正勝（監修）(2015)の「こころの健康づくり　社内研修ツール」に紹介されている研修用画像「あなたにもできるイキイキ職場作り　ピンチをチャンスに」を使用して行いました。これは，より簡易な認知行動療法を活用した一次予防教育ツールです。ストレスチェックを行った職場への，こころの健康対応の一つとして行えるとされたツールです。画像をプロジェクターなどで投影しながら，30〜50名の受講者に対して説明を行いました。画像は，講師と若手社員が会話することによって物語が進む形式となっています。研修は社外の保健師である筆者が行いました。

　画像の各ページには，そのページの解説や実際に研修を行う際のセリフ例などが，ノート形式で添付されており，あらかじめ読んでおくことにより，不安なく行うことができました。以下に，画像の冒頭から何枚かを，許可を得て紹介いたします。

添付されている解説も併せて紹介させていただきます。また，中小企業の皆様が行うにあたっての参考としていただけるように，実際に教育してみた感想なども併せて述べます。

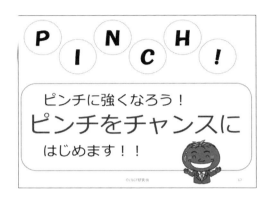

〈スライドの解説〉

- 何か面白そうな話が始まるような期待感が持てるように読む。

〈セリフ例〉

　（PINCH！の一つずつが現れるにしたがって）

　「お・も・て・な・し・おもてなし」または「ぴ・い・ん・ち・い・い」

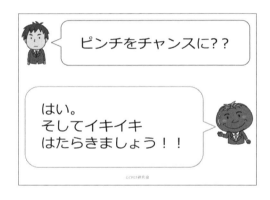

〈スライドの解説〉

- どういうことだろうと，受講者が疑問に思いがちな言葉を出すことによって，聞いている社員に共感がわき，ストーリーに自然に入りやすくする。

〈追加のセリフ例〉

　（「ピンチをチャンスに？？」という言葉の後に）

　「ん？　どうやればそうなるんでしょうね」

【実際に行った感想】

　受講者にとって，今からどのような講義がされるのかの導入の部分となります。「これから始まる研修が面白そうだ」と思っていただくために，感情を込めて楽しそうな口調（多少くだけた感じでもよい）で，堅苦しくない雰囲気をかもしだすこ

とが大切と感じました。自信をもって始めましょう。

> 毎日、一生懸命はたらいていると
> ピンチはつきものです。
> ピンチを
> チャンスに変えられると
> ピンチを通して
> ひとりひとりが
> 成長し自信をもてます。
> やがて
> 職場がイキイキしはじめます。

〈スライドの解説〉

- どうしてピンチをチャンスに変えると職場がイキイキし始めるかを，簡単にわかりやすく説明している。
- ピンチは重大なものばかりではなく，日頃から「困った」と思うちょっとした出来事も含まれる。
  そういった，ちょっとした「困りごと」にうまく対応しチャンスにしていけるスキルを身につけると，自己成長と自信につながる。
  さらに自信がある社員が働く職場は活気と意欲が出て，職場全体が活性化していくと言える。
- 少し間を入れながら受講者に語りかけるように読む。

【実際に行った感想】

「『ピンチをチャンスに』，このキーワードが印象的だった」との声が聞かれました。やはり日々の仕事で，それぞれ大なり小なり「ピンチ」を経験している方が多く，そのピンチをどうしたら乗り越えられるのか，成長し，職場がイキイキする…そんな方法があるのなら知りたいと思う方が多く，この先の研修内容の興味をかきたてることにつながるように感じました。

〈スライドの解説〉

- この講座で，具体的なコツがわかることを伝えている。
- 「そのコツを」は，少し強調して読む。
- 「コツがあるんですね」は，良かった，少しホッとしたという雰囲気で読む。

〈追加のセリフ例〉

「さて，どんなコツでしょう？」

【実際に行った感想】

　講師役と若手社員役とのやり取りがこれ以降も続きます。ここを淡々と読んでしまうと「ただスライドを読んでいるだけ」と一方向的な研修との印象を抱かせてしまい，受講者が退屈に感じてしまうので，追加のセリフ例の「さて，どんなコツでしょう？」を付け加え，興味を引くと良いようです。

〈スライドの解説〉

- この研修の重要なポイント4つのうちの3つ。
- 一つずつ，ややゆっくり読む。
- 「わずか3つです」と読むときは指で3を示す等，ジェスチャーも入れるとよい。

〈追加のセリフ例〉

「では，これを実際にどうやって使うか，これから見ていきましょう」

【実際に行った感想】

　これ以降のスライドで繰り返し強調される4つのポイントのうちの3つを大きな声で，ゆっくり，指で1，2，3，を示しながらジェスチャーを入れながら読み，印

象づけることが大切と感じました。

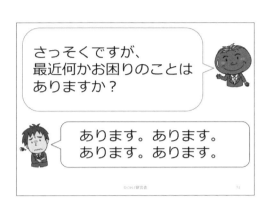

〈スライドの解説〉
- ここから具体的な内容に入っていく。
- 「あります。あります。…」は，思いつくことがいくつかあるような雰囲気で，読む。

〈追加のセリフ例〉
「若井くん，けっこうたくさん困っていることがありそうですね」

【実際に行った感想】
　若手社員役ではややオーバーリアクションで感情を込め，追加のセリフでは講師役でも若手社員役でもない，第三者からのツッコミという口調で読むと受講者の方の共感（ちょっとした笑い）が得られ，前向きな受講に繋がると感じました。

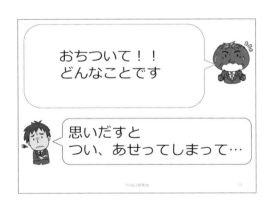

〈スライドの解説〉
- 「おちついて！！…」のところから，ひと呼吸への導入が始まっている。
- 「思いだすとつい，…」は，やや落ち込んで読む。

【実際に行った感想】
　講師役，若手社員役ともにややオーバーリアクションでも良いようです。受講者から「紙芝居を見ているようだった」との意見も聞かれました。見ていてワクワクする紙芝居をイメージしながら感情を込めてオーバーリアクション気味に行うこと

で，受講者を飽きさせずに最後まで前向きに受講していただけるかと感じました。

〈スライドの解説〉

- 出来事を具体的に聞いていくことは，問題を解決していく糸口につながる。ここでも，具体的にどんなことで困っているかを聞いている。具体的に聞くことによって，困っている人の状況がつかめる。
- 「仕事で…」は，困った様子が伝わるように読む。
- 同じような状況になった受講者は少なくないと思われるため，共感がわく。

〈追加のセリフ例〉

「私もこんな時があります。みなさんもありませんか？ うなずいている方もいて，似たような経験がある方もいらっしゃるようですね」
「これ，自分だ！ って思う方，いらっしゃいませんか？ いますよね」

【実際に行った感想】

　ここでは受講者の参加を促すことが双方向型の研修につながる重要なポイントです。ノリのいい職場の方だと，「お前ありそうだよなぁ」等と受講者間で会話を始めるなどし，講師・受講者全体で交流しながらの研修となります。また，あえて社長やベテラン社員の方に「こういうご経験，ありました？」等と振ることで，若手社員が「ベテランでもそういう経験があるのか！」とホッとされたり，親しみを感じるきっかけにもなるようです。

〈スライドの解説〉

- 具体的に出来事を聞くことによって，その時思い浮かんだセリフがとっさに出ている。あとの「心のつぶやきをしなやかに」につながるスライド。
- 「超わるい…」は，受講者の方を見ながら読む。

【実際に行った感想】

「超わるい」という流行り言葉をあえて使うことで，堅苦しくない研修とのイメージがつくように感じました。

〈スライドの解説〉

- 悪いイメージがわくと，まずいことを考えてしまうことがあるということを，具体的に示している。
- さらに焦ったように読む。
- 「ちょっと，待った！！…」は，少し大きめの声で読む。

〈追加のセリフ例〉

「悪いイメージがわくと，つい，まずいことを考えてしまう時があります」

【実際に行った感想】

「おぉ，かなりテンパっているようですね」等の感想を加えたうえで，追加のセリフを加えると分かりやすいようでした。

第 1 章　社内教育　39

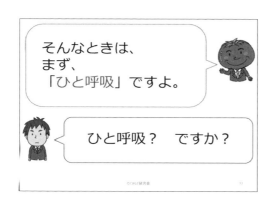

〈スライドの解説〉

- 第一のポイント。「あわてずに、ひと呼吸」どんな場面にひと呼吸をおくか、具体的に示している。
- 「ひと呼吸」は、ややゆっくりめに読む。
- 「ひと呼吸？　ですか？」は、やや不思議そうに、拍子抜けしたように読む。

〈追加のセリフ例〉

「さて、出ました。一番目の大事なコツ、ひと呼吸です」

【実際に行った感想】

「ひと呼吸」…「ですか？」のように、間をあけて読むことで、「ひと呼吸」というキーワードを印象づけられるように感じました。強く印象付けたいポイントです。

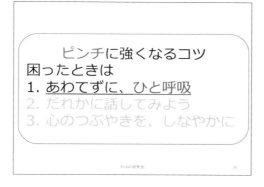

〈スライドの解説〉

- ピンチに強くなるコツは、研修を通して何度も目にしたほうが学習効果がある。そのために、毎回すべてのポイントを提示するが、このスライドで読むのはピンチに強くなるコツ 困ったときは1．あわてずに、ひと呼吸　だけでよい。
- 「1番目のコツです」を読むときには指で1を示すとよい。

〈セリフ例〉

「ピンチに強くなる1番目のコツで

す。困ったときは，あわてずに，ひと呼吸。です」

【実際に行った感想】

少々くどいくらいに繰り返しポイントを伝えます。そして研修の後半で「重要なポイントは何でしたか？」等と受講者に質問することで効果的に印象づけることができると感じました。

〈集団認知行動療法研究会一次予防WG（執筆），秋山剛・福本正勝（監修）（2015）「こころの健康づくり　社内研修ツール」（労働調査会）研修用スライド「あなたにもできるイキイキ職場作り　ピンチをチャンスに」一部抜粋して引用〉

以上は，ほんの一部ですが，全般に同じ調子の画像が続きます。ですから，研修当日の実施者は特にメンタルヘルスの専門家でなくとも，あらかじめ解説を読んでおけば，落ち着いて実施できました。

スムーズに説明を行えば約30分で，ゆっくり説明しても45分ほどで話し終わります。ですから，その後の時間を使って質疑応答や，グループ討議を行うことも可能です。外部講師に依頼するよりも，社内の担当者の方がより現場の実情を反映した活発な意見交換がしやすくなると思います。

また，今回は社外の保健師が行いましたが，社内で相談業務を行うものが講師を行うことができれば，教育を通じて親しみが感じられ，日頃の相談がしやすくなることが考えられました。またスライドの説明に併せて，受講者同士で話し合う場を設けることにより，仕事中には互いに忙しそうで，なかなか相談し難い困りごとや悩みについて話し合うことができます。職場の仲間に話してみることで助言や新たな視点が得られることや，互いに共感し励ましあう機会を持つことで，職場の人間関係の向上につながると感じました。

相談窓口の担当者あるいは上司に対して自主的な相談ができる風通しの良い職場づくりにつながり，中小企業のこころの健康対応の第一歩となると思います。

第2章

ストレスチェックへの対応

I ストレスチェックとは

「ストレスチェック」とは、ストレスに関する質問票（選択回答）に労働者が記入し、それを集計・分析することで、自分のストレスがどのような状態にあるのかを調べる簡単な検査です。職場のストレス要因、心身のストレス反応、周囲のサポートの状況などを知ることができます。

「労働安全衛生法」が改正されて、労働者が50人以上いる事業所では、2015年12月から毎年1回、この検査をすべての労働者に対して実施することが義務付けられました。ただし、契約期間が1年未満の労働者や、労働時間が通常の労働者の所定労働時間の4分の3未満の短時間労働者は義務の対象外となります。

ストレスチェックの義務化がクローズアップされますが、背景として「労働者の心の健康の保持増進のための指針」（平成18年公示第3号）に基づく、社内対策が求められます。その中に「職場環境の把握と改善」という項目があり、ストレスチェックはそのためのツールの一つでもあります。

また、ストレスチェックの実施、費用負担は企業ですが、結果は個人に提供されます。集団分析の結果のみを企業は把握することができます。できるだけ、集団分析を実施し、職場の環境改善に役立てましょう。

国は，労働者の心の健康づくりを推進するため，労働安全衛生法第69条に規定する措置（健康の保持増進）として事業場が取り組むべき事項を指針として示すとともに，事業場の取り組みを支援するための事業を実施しています。

「労働者の心の健康の保持増進のための指針」の策定	事業場の取組を支援する施策
（平成18年公示第3号） 労働安全衛生法第70条の2第1項に基づき，厚生労働大臣が公表した指針。 メンタルヘルスケアの原則的な実施方法を定めている。 ○衛生委員会等での調査審議 （心の健康づくり計画等） ○事業場内体制の整備 （事業場内メンタルヘルス推進担当者の選任） （セルフケア，ラインによるケア，産業保健スタッフ，外部機関） ○教育研修の実施 （一次予防） ○職場環境等の把握と改善 （一次予防） ○不調の早期発見・適切な対応 （二次予防） ○職場復帰支援 （三次予防）	Ⅰ 都道府県労働局・労働基準監督署による事業場に対する指導等の実施 ○メンタルヘルス対策の具体的な取組について産業保健活動総合支援事業と連携した指導・助言 Ⅱ 全国の「産業保健活動総合支援事業」による事業場の取組支援 ○事業者，産業保健スタッフ等からの相談対応 ○個別事業場に訪問し助言・指導の実施 ○職場の管理監督者に対する教育の実施 ○職場復帰支援プログラムの作成支援 ○メンタルヘルス相談機関の登録・紹介 ○事業者，産業保健スタッフ，行政機関等とのネットワーク形成 Ⅲ その他メンタルヘルス対策の実施 ○働く人のメンタルヘルス・ポータルサイト「こころの耳」を通じた情報提供 ○産業医等に対する研修の実施　等

図1　職場でのメンタルヘルス対策

Ⅱ　何のために行うのか・誰に頼むのか

1．何のために行うのか

　労働者が自分のストレスの状態を知ることで，ストレスをためすぎないように対処したり，ストレスが高い状態の場合は医師の面接を受けたり，働きやすい職場環境の改善につなげたりすることで，いわゆる「抑うつ状態」などのメンタルヘルス不調を未然に防止するための仕組みです。

- 制度全体の担当者
  会社において，ストレスチェック制度の計画づくりや進捗状況を把握・管理する者
- ストレスチェックの実施者
  ストレスチェックを実施する者。医師，保健師，厚生労働大臣の定める研修を受けた看護師・精神保健福祉士の中から選ぶ必要があります。外部委託も可能です
- ストレスチェックの実施事務従事者
  実施者の補助をする者。質問票の回収，データ入力，結果送付など，個人情報を取り扱う業務を担当します。外部委託も可能です
- 面接指導を担当する医師

図2　ストレスチェックの実施体制

2. 誰に頼むのか

　制度全体の担当者，ストレスチェックの実施者，ストレスチェックの実施事務従事者，面接指導を担当する医師を決め，実施体制を整備し，役割分担をします（図2）。

Ⅲ　導入前の準備

　ストレスチェックの実施の手順，担当者を確認してください。

　企業内に担当者を決めて対応する場合，準備や対応を含めて約1，2カ月の集中した業務が発生します。個人情報管理の問題から，担当者以外が対応することができません。

　実際，厚労省などの調査結果では，ストレスチェックの実施を外注する割合が多いことがわかっています。費用などを含めて，実施前に検討しましょう（図3）。

1. 会社として方針を示しましょう

　まず，会社として「メンタルヘルス不調の未然の防止のためにストレスチェック制度を実施する」旨の方針を表明しましょう（図4）。

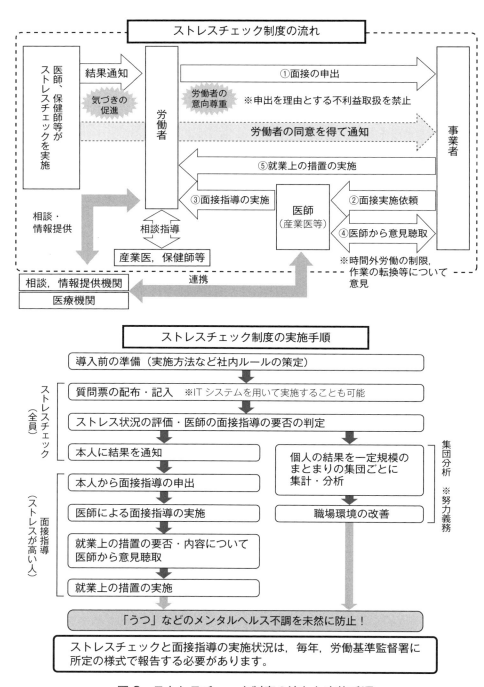

図3 ストレスチェック制度の流れと実施手順

会社は，ストレスチェック制度による働く人のストレス状況の改善および働きやすい職場の実現を通じて，生産性の向上につながるものであると考え，事業経営の一環として，積極的に本制度の活用を進めていきましょう。

2. 衛生委員会等で話し合いましょう

会社の衛生委員会等で，ストレスチェック制度の実施方法などを話し合いましょう。働く人が50人以上いる事業場では，「衛生委員会」または「安全衛生委員会」を設置することが義務づけられています。

3. 社内規定を作って皆に周知しましょう

衛生委員会等の話し合いで決まった内容を社内規定として明文化しましょう。策定にあたっては，下記リンクの規定（例）を参考にするとよいでしょう。
そして，働く人すべてにその社内規定の内容を知らせましょう。

○まず，会社として「メンタルヘルス不調の未然防止のためにストレスチェック制度を実施する」旨の方針を示しましょう。
○次に，**事業所の衛生委員会で**，ストレスチェック制度の実施方法などを話し合いましょう。

話し合う必要がある事項（主なもの）
① ストレスチェックは誰に実施させるのか
② ストレスチェックはいつ実施するのか
③ どのような質問票を使ってストレスチェックを実施するのか
④ どのような方法でストレスの高い人を選ぶのか
⑤ 面接指導の申出は誰にすればいいのか
⑥ 面接指導はどの医師に依頼して実施するのか
⑦ 集団分析はどのような方法で行うのか
⑧ ストレスチェックの結果は誰が，どこに保管するのか

○話し合って決まったことを**社内規程として明文化**しましょう。そして，**全ての労働者にその内容を知らせ**ましょう。

図4　導入前の準備

ストレスチェック制度実施規定（例）

http://www.mhlw.go.jp/bunya/roudoukijun/anzeneisei12/pdf/150930-1.pdf

4. 実施体制と役割を明確にしましょう

次に事業場の中での実施体制と役割分担を決めましょう。

一人がいくつかの役割を兼ねることも可能です。

働く人が安心してストレスチェックに回答できるように，人事権を持つ者は，「実施者」ならびに「実施事務従事者」の役割を担うことはできません。実施事務従事者の資格は不要です。担当されるのは，人事や総務の方が多いのですが，人員が少ない企業もありますし，個人情報の取り扱いが厳しいことなどからも，正社員が対応することを原則として臨機応変に決めてください。また，業務分担次第ではストレスチェック実施の前後それぞれ1カ月は忙しくなりますので，配慮が必要です。外部資源の利用も考えながら，業務負担を考慮していただければと思います。すべてを行うことになると，受検者リスト作成，社内での案内説明，衛生委員会での審議に関わる業務，ストレスチェックの実施（厚労省のシステムを利用して社内での仕組み作り），高ストレス者を衛生委員会で決めた基準で決定する，決定した人への連絡，面談の段取りなどが挙げられます。受検者リスト作成，社内への案内説明などは社内で行うことが必須と考えますが，それ以外の業務について外注での軽減は可能です。

Ⅳ ストレスチェックの実施

1. 質問票への記入

ストレスチェックの実施にあたっては，働いている人に質問票を配って，記入してもらいましょう。使用する質問票には，「①ストレスの原因」，「②ストレスによる心身の自覚症状」，「③働く人に対する周囲のサポート」の3つに関する質問項目

を含んでいる必要があります。

何を使えばよいかわからない場合は，国が推奨する57項目の質問票である「職業性ストレス簡易調査票」を使いましょう。

また，ITシステムを利用して，オンラインで実施することもできます。国が「厚生労働省版ストレスチェック実施プログラム」を無料で公開しているので，そちらを活用することもできます（図5）。

会社向け「厚生労働省ストレスチェック実施プログラム」ダウンロードサイト
http://stresscheck.mhlw.go.jp

2. 質問票の回収

回答が終わった質問票は，実施者（またはその補助をする実施事務従事者）が回収しましょう。

【注意】回答した本人および実施者・実施事務従事者以外の者が，回答内容を閲覧していけません。個人情報の取り扱いに注意しましょう。

3. 高ストレス者の判定基準

「ストレスによる心身の自覚症状の点数が高い者」や，「自覚症状が一定程度あり，ストレスの原因や周囲のサポート状況の点数が著しく悪い者」を高ストレス者として選びます。選ぶ基準や評価方法は，実施者の意見および衛生委員会等での調査審議をふまえて，決定します。

選び方がわからない場合は，厚生労働省が公開している下記リンクの基準を参考にするとよいでしょう。受検者の約1割を「高ストレス者」の目安としています。

数値基準に基づいて「高ストレス者」を選定する方法
http://www.mhlw.go.jp/bunya/roudoukijun/anzeneisei12/pdf/150803-1.pdf

A　あなたの仕事についてうかがいます。最もあてはまるものに○を付けてください。

<table>
<tr><th></th><th>そうだ</th><th>まあそうだ</th><th>ややちがう</th><th>ちがう</th></tr>
<tr><td>1. 非常にたくさんの仕事をしなければならない</td><td>1</td><td>2</td><td>3</td><td>4</td></tr>
<tr><td>2. 時間内に仕事が処理しきれない</td><td>1</td><td>2</td><td>3</td><td>4</td></tr>
<tr><td>3. 一生懸命働かなければならない</td><td>1</td><td>2</td><td>3</td><td>4</td></tr>
<tr><td>4. かなり注意を集中する必要がある</td><td>1</td><td>2</td><td>3</td><td>4</td></tr>
<tr><td>5. 高度の知識や技術が必要なむずかしい仕事だ</td><td>1</td><td>2</td><td>3</td><td>4</td></tr>
<tr><td>6. 勤務時間中はいつも仕事のことを考えていなければならない</td><td>1</td><td>2</td><td>3</td><td>4</td></tr>
<tr><td>7. からだを大変よく使う仕事だ</td><td>1</td><td>2</td><td>3</td><td>4</td></tr>
<tr><td>8. 自分のペースで仕事ができる</td><td>1</td><td>2</td><td>3</td><td>4</td></tr>
<tr><td>9. 自分で仕事の順番・やり方を決めることができる</td><td>1</td><td>2</td><td>3</td><td>4</td></tr>
<tr><td>10. 職場の仕事の方針に自分の意見を反映できる</td><td>1</td><td>2</td><td>3</td><td>4</td></tr>
<tr><td>11. 自分の技能や知識を仕事で使うことが少ない</td><td>1</td><td>2</td><td>3</td><td>4</td></tr>
<tr><td>12. 私の部署内で意見のくい違いがある</td><td>1</td><td>2</td><td>3</td><td>4</td></tr>
<tr><td>13. 私の部署と他の部署とはうまが合わない</td><td>1</td><td>2</td><td>3</td><td>4</td></tr>
<tr><td>14. 私の職場の雰囲気は友好的である</td><td>1</td><td>2</td><td>3</td><td>4</td></tr>
<tr><td>15. 私の職場の作業環境（騒音、照明、温度、換気など）はよくない</td><td>1</td><td>2</td><td>3</td><td>4</td></tr>
<tr><td>16. 仕事の内容は自分にあっている</td><td>1</td><td>2</td><td>3</td><td>4</td></tr>
<tr><td>17. 働きがいのある仕事だ</td><td>1</td><td>2</td><td>3</td><td>4</td></tr>
</table>

（職場における心理的な負担の原因）

B　最近1カ月間のあなたの状態についてうかがいます。最もあてはまるものに○を付けてください。

<table>
<tr><th></th><th>ほとんどなかった</th><th>ときどきあった</th><th>しばしばあった</th><th>ほとんどいつもあった</th></tr>
<tr><td>1. 活気がわいてくる</td><td>1</td><td>2</td><td>3</td><td>4</td></tr>
<tr><td>2. 元気がいっぱいだ</td><td>1</td><td>2</td><td>3</td><td>4</td></tr>
<tr><td>3. 生き生きする</td><td>1</td><td>2</td><td>3</td><td>4</td></tr>
<tr><td>4. 怒りを感じる</td><td>1</td><td>2</td><td>3</td><td>4</td></tr>
<tr><td>5. 内心腹立たしい</td><td>1</td><td>2</td><td>3</td><td>4</td></tr>
<tr><td>6. イライラしている</td><td>1</td><td>2</td><td>3</td><td>4</td></tr>
<tr><td>7. ひどく疲れた</td><td>1</td><td>2</td><td>3</td><td>4</td></tr>
<tr><td>8. へとへとだ</td><td>1</td><td>2</td><td>3</td><td>4</td></tr>
<tr><td>9. だるい</td><td>1</td><td>2</td><td>3</td><td>4</td></tr>
<tr><td>10. 気がはりつめている</td><td>1</td><td>2</td><td>3</td><td>4</td></tr>
<tr><td>11. 不安だ</td><td>1</td><td>2</td><td>3</td><td>4</td></tr>
<tr><td>12. 落着かない</td><td>1</td><td>2</td><td>3</td><td>4</td></tr>
<tr><td>13. ゆううつだ</td><td>1</td><td>2</td><td>3</td><td>4</td></tr>
<tr><td>14. 何をするのも面倒だ</td><td>1</td><td>2</td><td>3</td><td>4</td></tr>
<tr><td>15. 物事に集中できない</td><td>1</td><td>2</td><td>3</td><td>4</td></tr>
<tr><td>16. 気分が晴れない</td><td>1</td><td>2</td><td>3</td><td>4</td></tr>
<tr><td>17. 仕事が手につかない</td><td>1</td><td>2</td><td>3</td><td>4</td></tr>
<tr><td>18. 悲しいと感じる</td><td>1</td><td>2</td><td>3</td><td>4</td></tr>
<tr><td>19. めまいがする</td><td>1</td><td>2</td><td>3</td><td>4</td></tr>
<tr><td>20. 体のふしぶしが痛む</td><td>1</td><td>2</td><td>3</td><td>4</td></tr>
<tr><td>21. 頭が重かったり頭痛がする</td><td>1</td><td>2</td><td>3</td><td>4</td></tr>
<tr><td>22. 首筋や肩がこる</td><td>1</td><td>2</td><td>3</td><td>4</td></tr>
<tr><td>23. 腰が痛い</td><td>1</td><td>2</td><td>3</td><td>4</td></tr>
<tr><td>24. 目が疲れる</td><td>1</td><td>2</td><td>3</td><td>4</td></tr>
<tr><td>25. 動悸や息切れがする</td><td>1</td><td>2</td><td>3</td><td>4</td></tr>
<tr><td>26. 胃腸の具合が悪い</td><td>1</td><td>2</td><td>3</td><td>4</td></tr>
<tr><td>27. 食欲がない</td><td>1</td><td>2</td><td>3</td><td>4</td></tr>
<tr><td>28. 便秘や下痢をする</td><td>1</td><td>2</td><td>3</td><td>4</td></tr>
<tr><td>29. よく眠れない</td><td>1</td><td>2</td><td>3</td><td>4</td></tr>
</table>

（心身の自覚症状）

図5　「職業性ストレス簡易調査票」の項目（その1）

労働者への支援

C あなたの周りの方々についてうかがいます。最もあてはまるものに○を付けてください。

	非常に	かなり	多少	まったくない
次の人たちはどのくらい気軽に話ができますか？				
1. 上司	1	2	3	4
2. 職場の同僚	1	2	3	4
3. 配偶者、家族、友人等	1	2	3	4
あなたが困った時、次の人たちはどのくらい頼りになりますか？				
4. 上司	1	2	3	4
5. 職場の同僚	1	2	3	4
6. 配偶者、家族、友人等	1	2	3	4
あなたの個人的な問題を相談したら、次の人たちはどのくらいきいてくれますか？				
7. 上司	1	2	3	4
8. 職場の同僚	1	2	3	4
9. 配偶者、家族、友人等	1	2	3	4

D 満足度について

	満足	まあ満足	やや不満足	不満足
1. 仕事に満足だ	1	2	3	4
2. 家庭生活に満足だ	1	2	3	4

注）Aは「職場における心理的な負担の原因」について，Bは「心身の自覚症状」について，C・Dは「労働者への支援」についての項目である。

図5 「職業性ストレス簡易調査票」の項目（その2）

4. 医師による面接指導が必要な者の選定

ストレスチェックの結果をもとに，実施者がストレスの程度を評価し，高ストレスで医師の面接指導が必要な者を選びます。

5. ストレスチェック結果の通知

ストレスチェック結果（①ストレスの程度の評価結果，②高ストレスか否か，③医師の面接指導が必要か否か）は，実施者から直接本人に通知されます。

【注意】結果は本人にのみ通知されます。会社側には通知されません。

会社側で結果を入手するには，結果の通知後，本人の同意が必要です。

本人に通知するストレスチェック結果のイメージ
http://www.mhlw.go.jp/bunya/roudoukijun/anzeneisei12/pdf/150507-1.pdf#page=52

6. ストレスチェック結果の保存

ストレスチェック結果は，実施者（または実施事務従事者）が保存します。

結果を企業内の鍵のかかるキャビネットやサーバー内に保管し，第三者に閲覧されないよう，実施者（または実施事務従事者）が鍵やパスワードの管理をします。

保存が適切に行われるよう，セキュリティの確保などの必要な措置は，会社側が講じます。

また，働く人の同意により，実施者から会社へ提供された結果の記録は，会社側が5年間保存しなければいけません。

V 面接指導と就業指導

1. 医師による面接指導の実施

会社は，「医師による面接指導が必要」とされた人から申出があった場合，医師に依頼して面接指導を実施しましょう。

「申出」は「結果が通知」されてからおおむね1カ月以内,「面接指導」は「申出」があってからおおむね1カ月以内に行う必要があります。

その際，図6の情報を準備しましょう。

確認しておくべき事項	全体的なこと	・面接指導の方法，適切な場所の確保
	事業者への確認	・対象となる労働者の氏名，性別，年齢，所属する事業場名，部署，役職など ・ストレスチェックの結果(個人のストレスプロフィールなど) ・ストレスチェックを実施する直前1カ月間の，労働時間（時間外・休日労働時間を含む），労働日数，業務内容（特に責任の重さなどを含む）など ・定期健康診断やその他の健康診断の結果 ・職場巡視における職場環境の状況に関する事項
	本人への確認	・ストレスチェックを実施する直前1カ月間の労働時間（時間外・休日労働時間を含む），労働日数，業務内容（特に責任の重さなどを含む）など ・ストレスチェックの実施時期が繁忙期または比較的閑散期であったかどうかの情報
準備しておくと便利なもの		・うつ病などのスクリーニング検査

日野亜弥子・廣尚典（2017）ストレスチェック制度の医師面接：その考え方，あり方．医学の歩み，263(3)：241-245．より

図6　医師面接実施前に確認しておくべき事項例

2. 医師から意見を聴いて就業上の措置を行いましょう

　会社は，面接指導を実施した医師から，就業上の措置の必要性の有無とその内容について，意見を聴き，それを踏まえた必要な措置を実施しましょう（図7・8）。

　「医師からの意見聴取」は，「面接指導」の後，おおむね1カ月以内に行う必要があります。

3. 医師による面接指導結果の保存

　会社は，面接指導の結果として記録を作成し会社側で5年間保存しましょう。

　記録が必要な主な事項は，図9のとおりです。

　これらの内容が含まれていれば，医師からの報告書をそのまま保存しても構いません。

　会社は，適切に保存できるように，セキュリティの確保など必要な措置を講じなければなりません。

○ 法第66条の10第5項の規定に基づき，事業者が医師から必要な措置についての意見を聞くに当たっては，面接指導実施後遅滞なく，**就業上の措置の必要性の有無及び講ずべき措置の内容その他の必要な措置に関する意見**を聴くものとする。具体的には，次に掲げる事項を含むものとする。

ア　下表に基づく**就業区分及びその内容**に関する医師の判断

就業区分		就業上の措置の内容
区分	内容	
通常勤務	通常の勤務でよいもの	
就業制限	勤務に制限を加える必要のあるもの	メンタルヘルス不調を未然に防止するため，労働時間の短縮，出張の制限，時間外労働の制限，労働負荷の制限，作業の転換，就業場所の変更，深夜業の回数の減少又は昼間勤務への転換等の措置を講じる
要休業	勤務を休む必要のあるもの	療養等のため，休暇又は休職等により一定期間勤務させない措置を講じる

イ　必要に応じ，**職場環境の改善**に関する意見

図7　医師の意見聴取事項

面接指導結果報告書・就業上の措置に係る意見書

面接指導結果報告書

対象者	氏名		所属	
			男・女	年齢　　歳

勤務の状況 （労働時間、労働時間以外の要因）	

心理的な負担の状況	（ストレスチェック結果） A.ストレスの要因　　　　点 B.心身の自覚症状　　　　点 C.周囲の支援　　　　　　点	（医学的所見に関する特記事項）

その他の心身の状況	0. 所見なし　　1. 所見あり（　　　　　　　　　　）

面接医師判定	本人への指導区分 ※複数選択可	0. 措置不要 1. 要保健指導 2. 要経過観察 3. 要再面接（時期：　　　　　） 4. 現病治療継続　又は　医療機関紹介	（その他特記事項）

就業上の措置に係る意見書

就業区分	0. 通常勤務　　1. 就業制限・配慮　　2. 要休業

就業上の措置	労働時間の短縮 （考えられるものに○）	0. 特に指示なし　　　　　　　　　　　　　　4. 変形労働時間制または裁量労働制の対象からの除外 1. 時間外労働の制限　　　時間／月まで　　5. 就業の禁止（休暇・休養の指示） 2. 時間外労働の禁止　　　　　　　　　　　6. その他 3. 就業時間を制限 　　時　分　～　時　分
	労働時間以外の項目 （考えられるものに○を付け、措置の内容を具体的に記述）	主要項目　a. 就業場所の変更　b. 作業の転換　c. 深夜業の回数の減少　d. 昼間勤務への転換　e. その他 1) 2) 3)
	措置期間	日・週・月　又は　　　年　月　日～　　年　月　日

職場環境の改善に関する意見	
医療機関への受診配慮等	
その他 （連絡事項等）	

医師の所属先	年　月　日（実施年月日）	印
	医師氏名	

図8　意見聴取の際の書式（厚生労働省マニュアルの様式から）（その1）

心身の健康状況，生活状況の把握のためのチェックリスト

・労働者に直接質問し、聞き取った結果を記入し、評価します。定期健康診断の結果も活用しましょう。ただし、**理学的・神経学的所見欄**（下記の※）は必ず医師が行う必要がありますが、それ以外は他の産業保健スタッフの協力を得ても構いません。

■現病歴（基礎疾患）　☐ 特になし
☐ 高血圧、☐ 糖尿病、☐ 脂質異常症（高脂血症）、☐ 肥満
☐ 痛風ないし高尿酸血症、☐ 脳血管疾患、☐ 虚血性心疾患、☐ 不整脈（　　　）、
☐ 肝疾患（　　　）、☐ 腎疾患（　　　）、☐ がん（　　　）、
☐ その他（　　　）
罹患経過：発症　[　　　]年頃　その後の受療（☐ あり、☐ なし）

■定期健康診断などの所見（受診日：　　年　　月　　日）
[　　　　　　　　　　　　　　　　]

■主訴、自覚症状　☐ 特になし
☐ 頭痛・頭重、☐ めまい、☐ しびれ、☐ 歩行障害、☐ 動悸、☐ 息切れ、☐ 胸痛、
☐ むくみ、☐ 抑うつ気分、☐ 興味・意欲の低下、☐ 不安感、☐ 思考力の低下、
☐ もの忘れ、☐ 食欲低下、
☐ 不眠（入眠障害、断続睡眠・中途覚醒、早朝覚醒、熟睡感喪失など）、☐ 疲労感
☐ その他のストレス関連疾患（心身症）（　　　　　　　　　　　）

疲労蓄積の症状および本人が考えている疲労蓄積の原因

症　状	
原　因	

■生活状況（アルコール、たばこについては、最近の変化についても確認）

アルコール	☐ 飲まない　☐ 飲む　☐ 機会飲酒 ☐ ビール大びん（換算）　本/日（　日/週） 最近の変化：（　　　　）
タバコ	☐ 吸わない　☐ 吸う　本/日 ×　　年 最近の変化：（　　）
運動	☐ 特にしない　☐ つとめて歩く程度　☐ 積極的にする
食習慣 （複数チェック可）	☐ 肉が好き　☐ 魚が好き　☐ 野菜が好き　☐ 特にない ☐ 塩辛いものが好き　☐ 甘いものが好き　☐ 薄味が好き
睡眠時間	1日あたり　平日：　　時間　/　休日：　　時間

■一般生活におけるストレス、疲労要因：
[　　　　　　　　　　　　　　　]

■検査所見等：事後措置の意見・保健指導に役立てます。

検査所見	血圧	／　　　mmHg
	脈拍	／分　不整脈：☐ なし　☐ あり（　　）
	体重	kg
	身長	cm　BMI：　　　腹囲：　　cm
	その他	
理学的所見（※）		
神経学的所見（※）		
その他		

図8　意見聴取の際の書式（厚生労働省マニュアルの様式から）（その2）

労働時間等に関するチェックリスト

・あらかじめ事業者(人事・労務担当者)に記入してもらいます。

1　氏　　名　[　　　　　　　　　]　性別　□男　□女　年齢　[　　]歳
2　所属事業場名・部署　[　　　　　　　　　]　役職　[　　　　　]
3　雇用形態　　　□正社員　□契約社員・パートタイム等　□派遣労働者
4　労働時間制等　□変形労働時間制または裁量労働制の適用
　　　　　　　　（該当項目をチェック）

□ 長時間労働者向け面接指導の対象者　　　□ 高ストレス者向け面接指導の対象者

上記に該当の場合、以下についても該当事項をチェック

　□ 時間外・休日労働時間が月100時間超の申し出者
　□ 時間外・休日労働時間が月80時間超の申し出者
　□ 会社または事業場の基準該当者
　　　□ 時間外・休日労働時間が月100時間超の者
　　　□ 時間外・休日労働時間が月80時間超の者
　　　□ 時間外・休日労働時間が月45時間超の者
　□ その他の者：

□ 過去の面接指導（　□なし　　□あり　・　過去の指導年月　　　年　　　月　）

抑うつ症状に関する質問（例）

・必要と判断される場合に、医師が直接、労働者に質問してください。

※**長時間労働者**については、疲労蓄積度の状況等から必要があると判断される場合に、「その他心身の状況」の確認において、質問を行います。
　高ストレス者については、ストレスチェック調査票上の抑うつ症状に関する質問項目等の点数が高い場合に、「心理的な負担の状況」の確認において、質問を行います。

A1	この2週間以上、毎日のように、ほとんど1日中ずっと憂うつであったり沈んだ気持ちでいましたか？	□いいえ	□はい
A2	この2週間以上、ほとんどのことに興味がなくなっていたり、大抵いつもなら楽しめていたことが楽しめなくなっていましたか？	□いいえ	□はい

A1とA2のどちらか、あるいは両方が「はい」である場合、下記の質問に進む。
両方とも「いいえ」の場合、以下のA3からA5までの質問については省略してよい。

この2週間以上、憂うつであったり、ほとんどのことに興味がなくなっていた場合、

A3	毎晩のように、睡眠に問題（たとえば、寝つきが悪い、真夜中に目が覚める、朝早く目覚める、寝過ぎてしまうなど）がありましたか？	□いいえ	□はい
A4	毎日のように、自分に価値がないと感じたり、または罪の意識を感じたりしましたか？	□いいえ	□はい
A5	毎日のように、集中したり決断することが難しいと感じましたか？	□いいえ	□はい

図8　意見聴取の際の書式（厚生労働省マニュアルの様式から）（その3）

> 1. 実施年月日
> 2. 労働者の氏名
> 3. 面接指導を行った医師の氏名
> 4. 労働者の勤務の状況，ストレスの状況，その他の心身の状況
> 5. 就業上の措置に関する医師の意見

図9　記録が必要な事項

Ⅵ　職場分析と職場環境の改善

1．集団分析を行う

　会社は，ストレスチェックの実施者に，ストレスチェック結果を一定規模の集団（部，課，グループなど）ごとに集計・分析してもらい，その結果を踏まえて，職場環境の改善を行いましょう。集団ごとに，質問票の項目ごとの平均値などを求めて比較するなどの方法で，どの集団がどういったストレス状況であるかを調べます（図10）。

　【注意】分析する集団の回答者数が10人未満の場合は，個人特定されるおそれがあるので，全員の同意がない限り，会社は集計・分析の結果の提供を受けてはいけません。原則回答者数10人以上の集団を集計の対象としましょう。

2．職場環境の改善活動をしよう

　会社は，集計・分析結果を踏まえて，管理監督者向けに研修を実施したり，衛生委員会等で検討することを通じて，職場環境の改善を行いましょう。教育研修は重要です。分析の結果，負荷の高い部署について，その管理者を責めるのではなく，組織としての改善に努めるようにしましょう。また，よい結果の出た部署などの取り組みを活用していきます。

産業保健スタッフおよび管理監督者が協力をしながら改善を図っていきましょう（図11）。

「職業性ストレス簡易調査票」に基づく「仕事のストレス判定図」による集団分析例

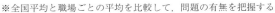
※全国平均と職場ごとの平均を比較して、問題の有無を把握する

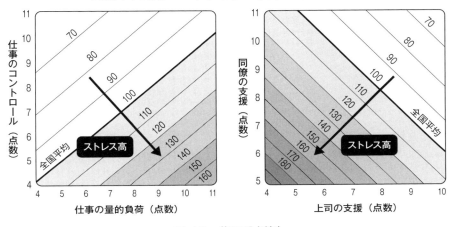

図10　集団分析例

NIOSHの職業ストレスモデルに基づく19の評価項目

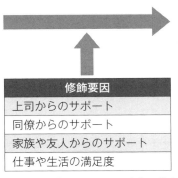

ストレスの原因となる「ストレス要因」が多い職場にいると，次第に体や心の反応「ストレス反応」として現れる。
その流れを抑制するのが，周囲からのサポートなどの要因「修飾要因」

図11　職業ストレスモデルによる19の評価項目

Ⅶ 注意点

1. 働く人がありのままを答えられるように

　ストレスチェック制度は，働く人の健康情報が適切に保護され，不適切な目的で利用されないようにすることで，誰もが安心して受け，適切な措置や改善につなぐための仕組みです。

　このことを念頭において，情報の取扱いに留意するとともに，不利益な取扱を防止しましょう。

2. プライバシーの保護

　会社が，ストレスチェック制度に関する働く人の秘密を不正に入手するようなことがあってはなりません。

　ストレスチェックや面接指導で個人の情報を取扱った者（実施者，実施事務従事者）には，法律で守秘義務が課され，違反した場合は刑罰の対象となります。

　また，働く人の同意を得て会社に提供されたストレスチェック結果や面接指導結果などの個人情報は，適切に管理し，社内で共有する場合にも，必要最小限の範囲にとどめましょう。

3. 不利益取扱いの注意

　会社が以下の行為を行うことは禁止されています。
①次のことを理由に働く人に対して不利益な取扱を行うこと
- 医師による面接指導を受けたい旨の申出を行ったこと
- ストレスチェックを受けないこと
- ストレスチェック結果の会社への提供に同意しないこと
- 医師による面接指導の申出を行わないこと

②面接指導の結果を理由として，解雇，雇い止め，退職勧奨，不当な動機・目的による配置転換・職位の変更を行うこと

4. その他の注意など

- ストレスチェックでは，うつ病などの精神疾患を発見することはできません。
- 面談を行う医師の確保が大変かと思います。面接指導の担当は，精神科医である必要はありません。産業医にも相談してみましょう。また，ストレスチェック実施を外注する場合は，外注先にも相談してみてください。
- 面談は産業医が望ましい？

産業医のメリット・デメリットを理解していただくと理解が進みます。

■ 産業医のメリット

企業の業務内容などを知っている

意見などの経過を確認できる

フォローアップが可能

ストレスチェックを体制再構築の契機に利用できる

医療保健スタッフ・人事との連携が容易

■ 産業医のデメリット

精神科専門でないことが多くあり，ストレス解消などの手法やカウンセリング対応がむずかしいことがある（ストレスチェック実施者や高ストレス者面談は可能）

なお，よい主治医，産業医の探し方については，本書の他の章を参照してください。

参考文献・サイト

- 日野亜弥子, 廣尚典. ストレスチェック制度の医師面接：その考え方，あり方. 医学のあゆみ. 2017.263（3）;241-245.
- 廣尚典. 職場のメンタルヘルス対策の新展開：ストレスチェック導入をめぐる議論を含

めて. 公衆衛生.2016;80（4）:269-273.
- 伊藤克人. 産業現場でのストレスチェックの実際. 心身医学.2016;58（8）:807-813.
- 川上憲人（研究代表者）. ストレスチェック制度による労働者のメンタルヘルス不調の予防と職場環境改善効果に関する研究. 厚生労働科学研究費補助金. 労働安全衛生総合研究事業.H28年度総括研究報告書（厚生労働科学研究成果データベース閲覧システム）
http://mhlw-grants.niph.go.jp/niph/search/NIDD00.do?resrchNum=201621006A
- こころの耳 HP　http://kokoro.mhlw.go.jp/

厚生労働省ホームページ―ストレスチェック等の職場におけるメンタルヘルス対策・過重労働対策等

http://www.mhlw.go.jp/bunya/roudoukijun/anzeneisei12/

- 厚生労働省. 長時間労働者, 高ストレス者の面接指導に関する報告書・意見書作成マニュアル. 平成27年11月. 平成28年6月修正版.
- 厚生労働省. 労働安全衛生法に基づくストレスチェック制度実施マニュアル. 改訂平成28年4月.
- 厚生労働省. 報道発表平成29年7月26日.「ストレスチェック制度の実施状況を施行後はじめて公表します」
http://www.mhlw.go.jp/stf/houdou/0000172107.html
- 増田将史. ストレスチェック制度の概要と今後の展望. 総合健診.2016;43（3）:455-463.
- 労務行政研究所. 企業のメンタルヘルス対策に関する実態アンケート. 労政時報 2017.6.9. 3931号, p18-42
- 東京都医師会. 産業医の手引き第9版. 第2章産業医活動の実際と産業保健機関との連携. 平成29年.

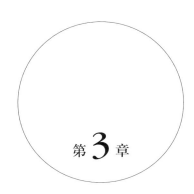

第3章

職場でよくみられる精神疾患

　職場でよくみられる精神疾患として，うつ病・双極性障害・不安障害（社交不安障害・パニック障害）・発達障害・アルコール関連問題・統合失調症があげられます。
　本章では，各項目について，「1　主な症状」「2　職域での気づき方」「3　主な治療や対応」「4　社員が復職するときの留意点」について，説明をします。

I　うつ病

1. 主な症状

　うつ病になると，脳の神経がうまく働かなくなります。そのために"心"と"体"の両方に不調があらわれます。
　心の症状としては，

- 毎日のように憂うつな気分が続く
- これまで楽しかったことにも興味がなくなり，楽しめない
- 仕事に集中できず，ものごとを決められなくなってしまう
- 考えるスピードが遅くなる
- 普段それほど苦労しない仕事を，非常に負担に感じてしまう
- 理由もなく，何でもかんでも自分の責任だと背負いこむ

- 「つらい状態が続くなら，死んだ方が楽かな」と考えてしまう

などがあげられます。

体の症状としては，
- 食欲が落ち，体重が減った
- 夜寝つけない，夜中に何度も目が覚める，朝早く目が覚める
- 疲れやすい
- 動作が遅くなる
- 性欲の減退，月経の異常がある

などがあげられます。当初は体の症状が目立つため，本人は「体の病気だろう」と考えてうつ病と気づかないことが特徴です。

2. 職域での気づき方

うつ病の社員には，以下のような行動が見られることがあります。
- 以前より話し方や動作が遅くなり，やるべき仕事にも取りかかれない
- 突然会社を休んだり，遅刻や早退をする
- 「自分には何の価値もない」「みんなに迷惑をかけているだけ」といった発言をする
- 仕事の生産性（パフォーマンス）が明らかに低下した
- 同僚と一緒に食事をしなくなった。見るからにやせてきた
- 頭痛，肩こり，胃の痛みなどの体の不調を訴える
- 仕事に対して必要以上に不安がり，焦りからイライラしている
- 寝つきを良くするための寝酒の量が増えた

上記のように普段とは話し方や態度が違うと感じた時には，会議室など他の社員からは話が聞かれないような場所で話すことをお勧めします。気分や体調が悪くないかを聞き，体の症状を含む異変があれば，医療機関に行くよう勧めてください。その際にうつ病かどうかを指摘する必要はありません。上司もしくは同僚として心配していることを伝えてください。また，その時点で人事労務の担当者にも相談し

ておくこともお勧めします。

3. 主な治療や対応

　うつ病の治療は，休養と薬物療法，そして精神療法が中心です。

・休養

　うつ病の症状のため，勤務を続けることが難しい場合は，いったん休業して療養してもらうことが必要です。休むことで，疲れた心と体をリフレッシュすることができます。

・薬物療法

　脳の神経の変調を修正することが必要です。うつ病には「抗うつ薬」が有効です。

・精神療法

　うつ病になりやすい人は，同じできごとを人よりも大きなストレスに受け取ってしまうことがあります。そのため「ものごとの受け止め方」や「問題を解決する能力」を改善するための認知行動療法という治療法が有効です。また，体調や生活リズムを自己チェックできるようになることも大切です。

4. 社員が復職するときの留意点

　うつ病の症状のため就労が難しい場合は，休業して療養することがあります。多くの場合，数カ月間（3〜6カ月）は自宅療養が必要です。うつ病がよくなって職場に復帰しても，戻った後に症状が再発・再燃して再び休業になるケースが多く，次の場合には気をつけなければなりません。

①自宅療養中，本人が「仕事に穴を空けてはならない」，「給与が減ってしまう」，「家族の手前，ずっと家で休むわけにはいかない」などの理由で復帰を焦る場合があります。しかし，その時点では時期尚早のことがあるので注意が必要です。

②十分に回復し，ストレス対策などの再発予防策を身につけてから復職した方が再休職は少なくなります。可能ならばリワークプログラム（うつ病からの職場復帰支援プログラム）を病院・クリニックや障害者職業センターなどで受けて

から復帰することが望まれます。

③休業している社員の診断書などの情報は人事労務担当者や上司が取り扱い，一般社員には知らせないことが原則です。

④復帰できるかどうかの判断のため，1～2カ月程度の試し（リハビリ）出勤を行うことがあります。職場側は復帰できるかの判断材料が得ることができ，本人も職場の雰囲気や業務内容に慣れていくことができるので効果的です。

⑤復職後は職場の対応が重要となり，再休職するかどうかを大きく左右します。中でも直属の上司からの支援はきわめて重要で，就業制限はもとより，段階的な業務復帰，復職者が安心して上司に相談できる人間関係づくりが重要となります。

II　双極性障害

1. 主な症状

双極性障害は「躁うつ病」とも呼ばれます。南極と北極のように，「躁」と「うつ」の二つの極があります。「躁」ではテンションが高くなってなんでもできる気分になり「うつ」では気分がふさぎこみ，何をするにもやる気がなくなります。この2つの状態が交互にあらわれます。

躁の状態では，

- テンションが高くなり，気分が高揚する
- 非常に活動的になる
- 「自分は何でもできる」と思い込み，他人の意見を聞かない
- 睡眠時間が短いのに，活動を続けられる
- 普段よりおしゃべりになる
- いろいろなことを思いつく
- 注意が散漫になる

- 困った結果につながる可能性が高い活動に熱中する

などの症状があります。

うつの状態では、

- 気分が落ち込む
- 寝てばかりいる
- やる気が起きない
- 楽しめない
- 疲れやすい
- 何も手につかない
- 死にたくなる

などの症状があります。

それに加えて「混合状態」といって、死にたい気持ち、無力感などのうつ症状と、興奮、落ち着きのなさなどの躁の症状が混ざりあった状態が見られることもあります。うつの気分に基づいて活動してしまったり、躁の症状で強い自己主張をしながら、活動は伴わなかったりするチグハグさが目立ちます。

2. 職域での気づき方

双極性障害では躁病相とうつ病相が入れ替わりあらわれ、躁状態の時は、以下のような発言や行動が目立ちます。

- テンションが高く、上司や同僚が本人に注意すると突然激しく怒り出す
- 「自分は会社で一番仕事ができる」などと根拠のない自慢をする
- 「今はすごく体調がいいから、眠らなくとも問題ない」と言い、2〜3時間しか眠らずに一日中活動し続ける
- 会話の時、相手が「口をはさむタイミングがない」と感じる
- 「頭の中に非常に良いアイディアが次々と浮かんでくる」と本人は言うが、周囲にはそうは思えない
- 会話の途中で突然座席を立って、他のことに取り組み始めるなど落ち着かない

- いろいろな活動（仕事，勉強，家事，趣味，友達付き合い）に，昼夜を問わずに没頭する
- 多額の買い物をする
- セクシャルハラスメントやパワーハラスメントをする

うつ状態での発言や行動に関しては，基本的には「Ⅰ　うつ病」に共通します。「混合状態」の時には，以下のような行動や発言が目立ちます。

- 午前中は，遅刻をしてきたり具合が悪そうにしていたが，午後からは元気になり，遅くまで残業をしている
- 「自分は仕事ができる」と自慢していたかと思えば，「いつも仕事で迷惑をかけている」など悲観的な発言をする
- 「躁」と「うつ」の特徴が両方認められ，状態が不安定に見える

気づいた時の対応は，状態によって変わります。

躁状態が疑われる時は，「最近やせてきているようなので心配だ」「遅くまで仕事していて疲れないか」と声がけをしてみます。本人は調子良く感じるため，躁状態であることを認めない場合が多いです。そのような時は家族に職場での様子を伝えて相談し，必要だと判断した場合は家族同伴での受診を勧めてください。うつ状態が疑われる時は「Ⅰ　うつ病」の対応と同じです。混合状態が疑われる時は，体調や働きぶりが心配である旨を本人に伝えてください。躁状態の時よりは，本人と話し合えることが多いです。

3. 主な治療や対応

双極性障害の治療には，薬物療法と心理社会的治療があります。

- 薬物療法

気分や体調の波を安定させる薬が中心になります。気分安定薬（炭酸リチウム，バルプロ酸，カルバマゼピン，ラモトリギン）は，躁病相とうつ病相の治療と予防に効果があり，双極性障害に対する薬物療法の基本となります。

そのほかに新規抗精神病薬（オランザピン，クエチアピン，アリピプラゾール）

といってドーパミンなどの神経伝達物質を遮断する薬も使われます。統合失調症の治療に用いられることが多いのですが，双極性障害の躁状態の治療にも力を発揮します。気分安定薬と併用されることが一般的です。服薬を続けることで症状が安定し，職場復帰につながっていきます。

- 心理社会的治療

下記のような治療があります。

疾病教育：患者さん自らが双極性障害を正しく理解し，受け入れることで，症状をコントロールできるようになることを目的に行われます。

認知療法：主にうつ状態でみられる否定的な思考パターンに気づき，客観的に整理して，より柔軟な思考パターンにしていくことが目的です。

対人関係・社会リズム療法：対人関係に関する刺激を安定させ，生活のリズムを規則正しく整えて，体調が不安定になるのを予防することが目的です。

4. 社員が復職するときの留意点

- 職場復帰時に，本人の状態に変化があったら，本人，家族，職場，主治医との間で情報を提供しあい，共有することについてあらかじめ了解を得ておくとよいです。
- 生活リズムを守ることが大切であるため，復帰直後はなるべく定時に出社・退社できることが望まれます。
- 体調に波のある可能性があるので，復帰直後の業務量の設定は，慎重にやや低めにしましょう。復帰後，オーバーペースのときには上司から声がけをするとよいです。
- 周囲は本人を腫れ物のように扱わない一方，躁状態だったときの発言や行動について責めないようにしてください。

上記の点に気をつけても症状の再発率が高い病気であるため，再発の予兆をできるだけ早くとらえ，適切な治療に結びつけることが求められます。再発の予兆は，睡眠や感覚に関するものは本人が，言動に関するものは周囲が気づきやすく，どち

らかが予兆に気づいたら，できるだけ早く受診することが重要になります。

III 不安障害

　職域で特に問題となるのは社交不安障害，パニック障害です。それぞれに関して説明していきます。

III－1　社交不安障害

　「人前で話す時，極度にあがってしまう，ひどく動悸がする」「人前で字を書くとき，手が震えてしまう」など，ある特定の状況において強い不安や恐怖を感じ，次第にそのような場面を避けるようになる病気を社交不安障害といいます。

1．主な症状

　人前で強い不安や恐怖を感じる状態です。
- 人と接するのが極度に怖い，緊張する
- 人前で食事ができない
- 人前で文字を書くとき，手が震えて書けない
- 周囲からの視線が極度に怖い
- 注目されると赤面する，汗をかく
- 人前で電話をかけるのが怖い
- 周囲に人がいるとトイレで用を足すことができない

　上記のように強い不安感・緊張感を持ちながら生活していると，不安感や緊張感が生じる場面を避けるようになり，最終的に引きこもったり，社会生活に大きな支障が出てくる場合があります。

2. 職域での気づき方

社交不安障害の社員では以下のような行動が目立ちます。
- 名刺交換や打ち合わせの場面で極度に緊張し，手が震えたり，無口になったりして，必要なコミュニケーションがとれない
- プレゼンテーションや，人前で字を書く場面を極端に避ける
- 電話に出られない。会食時にお酌ができない
- 会話や注目される場面で，異常に発汗したり赤面する

上記のように以前とは様子や態度が違うと感じた時は，本人が不安や恐怖を感じていることに耳を傾けてみてください。

次第に心を開き，悩みを相談してくれるようになるかもしれません。

不安や恐怖による回避行動は，決して怠けているわけではありません。「頑張れ」などの励ましは，かえってプレッシャーを感じさせ，負担に感じてしまうかもしれないので，本人の悩みをよく聴いた上で，受診を勧めてみてください。

3. 主な治療や対応

社交不安障害の治療は，薬物療法と精神療法が中心になります。
- 薬物療法

脳内の神経伝達物質のバランスを整え，不安や恐怖を和らげる目的で「抗うつ薬」を内服します。「抗不安薬」を使用することもあります。
- 精神療法

認知行動療法にて，今までの不安に陥りやすい思考パターンを修正し，別の見方もできることを学んでもらいます。人と接する練習をすることもあります。

適切な治療を受け，症状が改善してくると，今まで不安や恐怖で避けていたような場面（人前で話すなど）でも落ち着いて対処できるようになってきます。不安な状況に対処できる経験を多く積んで，自分に自信を持ってもらうことが大切です。

4. 社員が復職するときの留意点

　会議や会食，電話での受け答え，受付での手続きなど人前で接する場面が苦手です。復職直後でどうしても本人が対処できない時は，周囲が代わりに対処する場合もあり得ます。しかしスムーズに働いていくためには，そのような人前での場面を自分自身で対処していく経験を積み重ねることも必要です。単に何でもサポートするということではなく，本人の改善具合を見守りながら，その時その時にあった対処の仕方を一緒に考えていく関係作りが大切です。

Ⅲ-2　パニック障害

　体に異常がないのに，突然，動悸や息切れ，めまいなどの激しい症状が起こり，さらに強い不安にとらわれることをパニック発作といいます。パニック障害では，パニック発作や「パニック発作がまた起こるのではないか」という予期不安が見られます。

1. 主な症状

- 突然起こるパニック発作（動悸，めまい，息苦しさ，非現実感など）の不安感は"このまま死んでしまうのではないか"とおびえるほど強烈なものである
- しばしば救急車で救急外来を受診するが，身体的検査では明らかな異常を認めない
- 「また発作が起きたらどうしよう」という予期不安があるため，電車に乗ったり，人の多い場所へ外出することが次第に困難となる

2. 職域での気づき方

以下のような行動が目立ちます。
- 通勤中に倒れたり，体調不良を起こし，始業時間に出勤できないことがある
- 電車やバスに乗れず，出勤できなくなることがある

- 「周囲に迷惑をかけている」と気分がふさぎ込む様子がある

上記のような行動や様子に気がついた時は，「あいつは怠けている」などとは言わず，親身に話を聴き，受診を勧めてください．

3. 主な治療や対応

- 一般的配慮

パニック発作は強い恐怖を味わうものの，身体的には有害でも致死的でもないこと，発作自体は数分で治まることが多いことを伝え，本人に安心してもらいます．

- 精神療法

認知行動療法が有効です．また生活上の注意として空腹，怒りなどの感情的興奮，孤立感，疲労を避け，無理のない規則的な生活リズムへ是正していくことも大切となります．

- 薬物療法

抗うつ薬（特にSSRI）と抗不安薬が有効です．

4. 社員が復帰するときの留意点

復帰前後は発作に注意しながら，できる範囲で行動範囲を広げていくサポートが必要です．時間に厳しい仕事を避けるなど，ストレスを減らすことも大切です．「気のせいだよ」や「考えすぎだよ」という声がけは逆効果になることがあるかもしれません．規則正しい生活ができるような勤務上の配慮が望ましいです．

IV 発達障害

1. 主な症状

　発達障害は，健康であった人がある時に発病する「病気」とは異なり，生まれつきの特性です。

　発達障害の特性が目立つ場合は，幼児期や学童期の頃に養育者を中心とした周囲の人間に気づかれますが，特性が比較的目立ちにくい場合は，就労して対人関係や作業の負荷が上がった時点で初めて気づかれることがあります。

　発達障害にはさまざまな特徴があります。

　人間関係や規則に関する特徴としては，

- 人との関わりが乏しく，集団で人と異なる行動を取ることがある
- 「空気が読めない」「先が読めない」など対人関係の勘が悪い
- 会話のすれ違いや指示の思いがけない誤解や聞き落としがある
- 自分の話す順番を待つことができず，他の人を遮ってしゃべる
- 決めごとや規則を過度なほどきちんと守る
- こだわりが強く，切り替え，応用が利かない
- 遅刻が多いなど時間を守れない

などが挙げられます。

　また，注意力や集中力，作業能力に関しては

- 忘れ物が多く，片づけができない
- じっと座っていられず，一つの作業に集中し続けるのが難しいが，興味を持ったことには周りが目に入らなくなるほど過度に集中してしまう
- 「聞きながら書く」など複数の作業を同時に行うのが苦手である
- 順序だてて物事に取り組めない

などが挙げられます。

これらの他にも
- 感覚過敏や極端な不器用さがある
- 特定のことには能力が突出して高い場合がある

といったこともあります。これらの特徴は発達障害であればすべてあてはまるというわけではなく，どのような特性が強いかは個人差があります。

2. 職域での気づき方

発達障害の特性を持つ社員については，以下のような行動や状況が見られることがあります。

- 他の社員とコミュニケーションが取れずに，職場で孤立している
- 相手の立場や気持ちを考えない発言をする
- 冗談や例え話が通じず真に受ける
- 仕事がマイペースでしかできずに，時間がかかる
- 仕事のパターンが変わると作業ができなくなる
- パソコンや空調の音，大声などに対して過敏に反応する
- 失敗を注意しても，どこが悪いのか理解できない
- 具体的な指示がないと仕事ができず，暗黙の了解が通用しない
- ケアレスミスや忘れ物，紛失物が多い
- 整理整頓ができない（机の上が散らかっている）
- スケジュール管理ができない
- 貧乏ゆすりが多く，会議中も落着きがない
- 会議中に突然発言したりなど，順番を待てない
- 計画的に仕事ができず，期日を守れない
- 誤りを指摘すると，パニックになったり，逆切れしたりする

これらに気づいた時の対応としては，個別に面談を行い，職場で困っていることがないか，聞き取りを行います。また，周囲が困っていても本人は気づいていない場合もあるため，その場合には感情的にならずに端的に問題となっている状況を伝えます。

■ 特性に応じて下記の指導を行います
- 口頭でなく，文書で指示する（図なども役に立つ）
- あいまいな指示を避け，具体的に指示する
- 聴覚，視覚，嗅覚などに過敏性がある場合には，これらの感覚が刺激されないよう配慮する
- 会議などでは，感じたことをメモしてから発言をする，もしくは相談をしてから発言するように指導する
- 複数の作業を同時に行わず，一つずつ行うように指示する
- 指示に対して，その場でメモを取るように指導する（メモ帳に書くより，スマホを上手に利用した方がよい場合もある）
- 本人の気が散らずに集中できるように，環境を調整する

　本人が発達障害の特性による生きづらさを昔から感じている場合もあります。「障害」とレッテル張りするのではなく，「特性」であり，状況によっては長所にもなり得るという視点で，本人の自尊心に配慮しつつ，症状が強いようであれば医療機関への受診を勧めてください。

3. 主な治療や対応

　発達障害は生来のものであるため，治療は対症療法が中心となります。
- 特性に関する理解や教育：どのような発達面での特性があるのか，知能検査を含む心理検査などを受けて理解し，その特性のために，どのようなことが得意で，どのようなことが不得意か専門家からアドバイスを受ける
- 本人の工夫：専門家のアドバイスを受けて，不得意な点をカバーするための工夫を，本人が行う
- 環境調整：本人の工夫でカバーしきれない部分については，職場環境や作業の指示について，可能な調整を行う
- 薬物療法：不注意や衝動性といった特性に対しては薬物療法が用いられる場合もある。職場にうまく適応できないことから，不安やうつの症状が発生するこ

とがあり，これらの症状に対する投薬が行われることがある

4. 社員が復職するときの留意点

■①本人との情報共有
- どういうことがストレスで休職に至ったか，本人から聞き取る
- 対人関係で行える工夫についてアドバイスする
- 感覚過敏への配慮を行う
- 大まかな業務スケジュールを決定し，伝える
- 明確，具体的に指示する

■②相談役
相談役を決めると，誰に相談すべきかが明確になり混乱を避けることができる。業務や体調管理のうえで必要な事柄を，相談役に定期的に確認するように指示する。

■③主治医への相談
本人の同意のもとに，対応への助言を得る。上司や相談役の心理的負担の軽減にも役立つ。

発達障害は得手不得手がはっきりしているため，苦手な分野で無理に頑張らせるよりは，得意分野で力を発揮できるよう配置転換も積極的に考慮した方がよいでしょう。

V　アルコール関連問題

1. 主な症状

　アルコール依存症は，「仕事もせず酒を飲んで暴力をふるう人」「やめる意思のない性格がだらしない人」と一般的にイメージされます。

　アルコール依存症を一言でいうと，「大切にしていた家族，仕事，趣味などよりも飲酒をはるかに優先させる状態」です。具体的には，飲酒のコントロールができない，離脱症状が見られる，健康問題等の原因が飲酒とわかっていながら断酒ができない，などの症状が認められます。就労しながらアルコール依存症を抱えている方もたくさんいます。また，アルコール依存症の定義を満たさなくても，アルコールの有害な使用，アルコール乱用，アルコール依存症の一歩手前の状態（プレアルコホリズム）などもアルコール関連問題として治療の対象になります。このアルコール関連問題を有する人は，男性で560万人，女性で94万人（2008年厚生労働省研究班推計）いるとされていますが，もう一つの問題はアルコール依存症専門外来へ

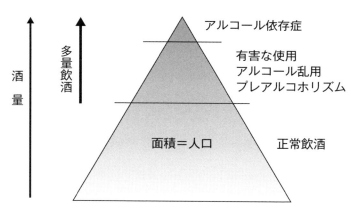

http://www.mhlw.go.jp/kokoro/speciality/detail_alcohol.html

図1　アルコール関連問題と依存症

の受診者数はおよそ4万から4.5万人とごくわずかであることです。

2. 職域での気づき方

- 出勤時の酒臭：マスク，ガム，コーヒー，人から離れた位置に立つ
- 不規則な勤務：遅刻や早退が増える，突然の欠勤，長期欠勤，言い訳めいた理由
- 体調不良：顔色不良，むくみ，頻回のトイレ，健康診断の異常，手の震え，発汗
- 業務効率の低下：意欲のムラ，不注意ミスの増加
- 乗車中の事故：通常起こさないような物損事故，人身事故
- 勤務態度：イライラ，孤立，酒席での問題行動

などが挙げられます。

　アルコール依存症の診断としてWHO（世界保健機関）がAUDIT（Alcohol Use Disorders Identification Test）という診断基準を提唱していますので，職場検診やアルコール関連問題が疑われる方につけてもらうとよいでしょう。
　評価は合計で10点～19点が危険飲酒の状態，20点以上がアルコール依存症の疑いとなります。実際の治療場面では危険飲酒者には節酒プログラムを，アルコール依存症の疑いがある人には，断酒プログラムを勧めます。

3. 主な治療や対応

1）対応について

　アルコール関連問題患者のもう一つの問題は，「1. 主な症状」の項目で述べたように，専門外来を受診しないことです。これは，アルコール関連問題患者は自分の病気を「否認」する傾向にあり受診したがらないことが原因です。そのため，「家族や職場，産業医や内科医が本人にアルコール依存症専門医（精神科）受診を勧めても受診を拒否する」ことがよくあります。
　この場合の対処として，職場でアルコールによる問題が認められる場合には，家族と日頃より連絡を取り合い，本人が受診を拒否する場合には「家族だけでも専門

1. あなたはアルコール含有飲料をどのくらいの頻度で飲みますか？

    0. 飲まない　1. 1カ月に1度以下　2. 1カ月に2～4度　3. 1週に2～3度　4. 1週に4度以上

2. 飲酒するときには通常どのくらいの量を飲みますか？

    ただし，日本酒　1合＝2ドリンク，ビール大瓶　1本＝2.5ドリンク，ウイスキー水割りダブル　1杯＝2ドリンク，焼酎お湯割り　1杯＝1ドリンク，ワイングラス　1杯＝1.5ドリンクくらい，梅酒小コップ　1杯＝1ドリンク（1ドリンク＝純アルコール9～12g）

    0. 1～2ドリンク　1. 3～4ドリンク　2. 5～6ドリンクくらい　3. 7～9ドリンク　4. 10ドリンク以上

3. 1度に6ドリンク以上飲酒することがどのくらいの頻度でありますか？

    0. ない　1. 1カ月に1度未満　2. 1カ月に1度　3. 1週に1度　4. 毎日あるいはほとんど毎日

4. 過去1年間に，飲み始めると止められなかったことが，どのくらいの頻度でありましたか？

    0. ない　1. 1カ月に1度未満　2. 1カ月に1度　3. 1週に1度　4. 毎日あるいはほとんど毎日

5. 過去1年間に，普通だと行ることを飲酒していたためにできなかったことが，どのくらいの頻度でありましたか？

    0. ない　1. 1カ月に1度未満　2. 1カ月に1度　3. 1週に1度　4. 毎日あるいはほとんど毎日

6. 過去1年間に，深酒の後体調を整えるために，朝迎え酒をせねばならなかったことが，どのくらいの頻度でありましたか？

    0. ない　1. 1カ月に1度未満　2. 1カ月に1度　3. 1週に1度　4. 毎日あるいはほとんど毎日

7. 過去1年間に，飲酒後罪悪感や自責の念にかられたことが，どのくらいの頻度でありましたか？

    0. ない　1. 1カ月に1度未満　2. 1カ月に1度　3. 1週に1度　4. 毎日あるいはほとんど毎日

8. 過去1年間に，飲酒のため前夜の出来事を思い出せなかったことが，どのくらいの頻度でありましたか？

    0. ない　1. 1カ月に1度未満　2. 1カ月に1度　3. 1週に1度　4. 毎日あるいはほとんど毎日

9. あなたの飲酒のために，あなた自身か他の誰かがけがをしたことがありますか？

    0. ない　2. あるが，過去1年にはなし　4. 過去1年間にあり

10. 肉親や親戚，友人，医師，あるいは他の健康管理にたずさわる人が，あなたの飲酒について心配したり，飲酒量を減らすように勧めたりしたことがありますか？

    0. ない　2. あるが，過去1年にはなし　4. 過去1年間にあり

医に相談する」ことが大切です。

　アルコール関連問題は専門性が高い疾患であるため，専門医への受診を勧めます。「アルコール健康障害サポート医」を養成している自治体もあり，自治体のホームページに専門医が紹介されていますので，受診の際に参考にされるとよいでしょう。

　精神保健福祉センターや保健所にアルコール関連問題の相談窓口を配置している自治体もあります。

　断酒のための自助グループや家族会などもありますので，以上に挙げたいずれかに相談するとよいでしょう。

■ 2）治療について

　アルコール依存症治療の基本は，
- 専門医療機関への通院
- 薬物療法：抗酒薬と断酒補助薬
- 自助グループへの参加

です。治療の導入時期は，以前は本人の底づき体験（飲酒のためにどん底の状態を経験すること）のあることが基本とされましたが，近年では，危険飲酒（AUDITで8点以上）の段階からできるだけ早期に治療導入することが望ましいとされています。治療プログラムにおいても「断酒プログラム」のみでなく「節酒プログラム」という新しい治療法も開発されています。

4．アルコール関連問題の社員が復職するときの留意点

　アルコール依存症の治療では残念ながら，アルコールをまったく飲みたくなくなる状態にすることはできません。そのため，「日々の断酒が治療目標」となります。芸能ニュースでよくある「今後，一生アルコールを止めさせます！」などのコメントを知人や家族がしたり，本人が宣言する場合はかえって再飲酒（スリップ）する可能性が高いと言えます。また，罪悪感や不安，イライラは，再飲酒に関連しているために，頭ごなしに怒鳴りつけたり，本人を否定することは，かえって再飲酒を

誘発することにつながるため,感情的に接しないように気をつける必要があります。くれぐれも,報道の真似をしないようにしましょう。

復職となった際には,以下の点を本人と一緒に確認しましょう。

■ 復職の前提条件として
- 本人が断酒の必要性を認識し,かつその時点で継続できていること
- 本人が復職を希望していること
- 主治医が復職可能であると判断していること

■ 復職にあたっての本人への働きかけのポイント
- 主治医から受けている生活面の注意点,指導内容を確認し後押しをする
- 通院および抗酒剤服用の継続,自助グループ(断酒会,AAなど)に繋がっている場合には継続的な参加の重要性を強調する(定期的な通院や自助グループへの参加は断酒継続率に比例する)
- 職場内あるいは職務関連で飲酒を誘発する恐れのある場面(忘年会,歓送迎会など)について話し合い,そこでの対処方法を相談する
- 就業規則を本人と再確認して,職場としての対応を具体化する

■ 就業面への配慮
- 定期通院の継続が行いやすいように,勤務日程の調整を行う
- 仕事上で飲酒する機会を回避できるように調整する
- 仕事面で過度のストレスが生じないようにする(人によってストレスの内容は異なるために確認が必要)

本人を傷つけたり,病状悪化をきたすのではないかと腫れ物に触るように,職場として本人に伝えるべきことを避けるような状況をよく目にしますが,かえって問題を複雑化させます。伝えるべきことは感情的にならずに冷静に正確に話すように心がけましょう。

Ⅵ 統合失調症

1. 主な症状

　統合失調症は100人に1人がかかる頻度が高い病気です。思春期から青年期に発症することが多く、主な症状としては幻覚妄想などの陽性症状、意欲低下、引きこもりなどの陰性症状、集中力の低下、作業スピードの低下などの認知機能障害であります。従来は回復しづらい病気と認識されていましたが、薬物療法やリハビリテーションの進歩もあり、早期発見、早期治療が行われれば、回復する人が多くなっており、病気自体は軽症化してきています。しかし、治療を中断すると80％以上の人が再発すると言われ、再発を繰り返すと回復が得られにくくなりますので、長期にわたる治療が必要となる病気です。

2. 職域での気づき方

　統合失調症の社員には、以下のような行動が見られることがあります。
- 被害妄想で気がつくケースが多く、特に職場の人間関係から「悪口を言われている、盗聴されている」などと、非現実的な発言をするようになる
- 挙動不審となったり、会話の内容がつじつまがあわず、支離滅裂なことを繰り返し、論理的な思考ができなくなる
- 感情が不安定となり、興奮する
- 活気がなくなり、感情表出がなく、仕事の効率が明らかに低下してくる

　本人が自分は病気だと認識しているケースは少ないので、様子がおかしいと感じた時には慎重な対応が求められます。

3. 主な対応と治療

　様子がおかしいと感じた時には、医療機関の受診について家族と相談するよう勧

めます。妄想の内容について頭ごなしに否定してしまうと，余計に興奮したり，症状の悪化が顕在化することがあるため注意が必要です。

治療については薬物療法と心理社会的な治療があります。

- 薬物療法

抗精神病薬による治療が中心となります。治療を中断すると再発のリスクが高いので，服薬治療は続けてください。抗精神病薬の副作用には，パーキンソニズム（体の動きが悪くなる，手が振える，よだれが出る，飲み込みが悪くなる），アカシジア（じっとしていられない），過鎮静（日中の眠気が強くぼうっとする）体重増加などがありますが，最近は副作用の少ない非定型抗精神病薬といわれる薬剤を用いることが多く，1カ月に1回の筋肉注射で済む持効性注射剤で治療を行う方もいます。

- 心理社会的治療

疾病教育が重要で，リカバリー（回復）のためのゴールを設定し，就労を含めた社会機能の回復を目指したリハビリと再発予防を行います。また，家族に対しても病気の理解を深めてもらい，リハビリについての情報を共有します。

4. 統合失調症の社員が復職するときの留意点

本人の復職意志を確認し，作業能力，職務遂行能力が回復しているか，副作用がないかを確認します。併せて，再発予防に向けての治療の必要性を理解しているか，を確認します。

被害妄想の対象が同僚で，嫌な思いをしていた場合は，本人からお詫びをしてもらうとよいでしょう。

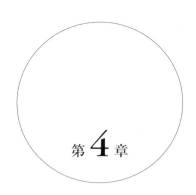

第4章

復職時の対応・復職後のフォロー

I はじめに

　精神疾患のために休職していた社員が，病気を再発することなく復職できることは（リワーク），社員やその家族にとても重要です。

　精神疾患の治療の中心は，言うまでもなく主治医です。一方，再発しない復職・リワークを目指す時には，主治医の治療に加えて，社員が「自主トレ」をすると効果的です。

　事業者側に安全配慮義務，従業員に自己保健義務があります。安全配慮義務とは，事業者が従業員の健康を守らなければならない，自己保健義務とは従業員が自分で自分の健康を守らなければならないということです。このマニュアルは，「主治医の治療に加えて，再発しない復職・リワークを目指したい」という社員を支援し，自己保健義務をサポートすることにもつながります。

II 特色

　自主トレの手順を，ステップに分けて説明しています。
　ステップによっては配布資料がありますので，社員に渡してください。

「ステップ1」の配付資料は章末に付録として載せていますので参照して下さい。
「ステップ4」「ステップ5」では,同居者への働きかけについても説明しています。
自主トレの支援をする場合,面談の頻度は2～3週間に1回を目安としています。

Ⅲ　ステップ

リワーク自主トレのステップを9つに分けます。
　①リワーク自主トレの希望
　②活動記録表
　③職場・業務の確認
　④基礎リズムの改善
　⑤リワーク活動
　⑥復職申請前の準備
　⑦試し出社
　⑧復職発令
　⑨復職後のフォロー

ステップ1　リワーク自主トレの希望（配付資料章末付録）

　リワーク自主トレの希望を確認します。社員から「再発しない復職を目指して自主トレをしたいので,支援してほしい」という希望があったら,ステップ1資料（章末付録）の「リワーク（復職）自主トレのプロセスについて」を渡してください。これは,社員にリワーク（復職）の流れを理解してもらうためです。
　リワーク自主トレのプロセスは,本人に復職の希望があることが前提ですから,まず,復職を目指して努力を開始することについて,希望を確認します。「復職したい」という気持ちはあっても体調がよくないと,「復職しようという意欲」があせりになって,体調が悪化してしまうことがあります。リワーク自主トレを始める

時は，主治医への報告も必要です。

　リワークの目標は，復職して，業務制限や健康管理がなく，職場で期待されている業務を，病気の再発なく継続することです。リワーク自主トレのプロセスがなるべくスムーズに進むように，社会保険労務士ができる範囲で支援してください。

　リワークでは，スモールステップを，コツコツ積み重ねていくことが大切です。「自分の状態を振り返る」→「自分の特徴に気づく」→「改善するための工夫を試してみる」というプロセスを身につけてもらうようにします。自主トレでは，「リワークチェックシート」を用いて，本人の体調について確認しあい，より円滑に再発しない復職が実現できるように話し合います。

ステップ2　活動記録表

　日常の状態を詳しく観察できるように活動記録表を渡し，記入を指示しましょう。記録をつけて振り返ることで本人の体調の管理に役立ちます。

ステップ3　職場・業務の確認

　職場・業務状況について確認します。復職のための努力を始めても大丈夫そうであれば，ステップ3で，これまで仕事をしてきた状況や，復職するときの職場状況について，シートを用いて確認していきます。これまでの職場での状況，復職時の職場環境，対人関係でのストレスについて情報を共有することは，「リワーク・再発しない復職」の支援には欠かせません。

　復職は一般に，「元の職場に戻る」こと，いわゆる「現職復帰」が原則です。復職時に異動すると，職場環境や業務内容，人間関係が変わってしまうほか，休職した経緯を理解してもらえないなど大きなストレスになるからです。ただし，例外的に「元の職場では本人にストレスが高かった（スキルが合わなかった）」「休職過程で，元の職場のスタッフに高い負担が発生しており，受け入れが難しい」「元の職場が休職中になくなってしまった」といった場合は，試し出社や復職を受け入れられる職場を調整します。ただし，就業規則や労働契約の成り立ちとして，（可能な

ステップ2資料

活動記録表

平成　　年　　月　　日　～　　月　　日
氏名＿＿＿＿＿＿＿＿＿＿＿＿

時間	月　日 月曜日		月　日 火曜日		月　日 水曜日		月　日 木曜日		月　日 金曜日		月　日 土曜日		月　日 日曜日	
	活動内容	状態	活動内容	状態	活動内容	状態	活動内容	状態	活動内容	状態	活動内容	状態	活動内容	状態
0:00														
1:00														
2:00														
3:00														
4:00														
5:00														
6:00														
7:00														
8:00														
9:00														
10:00														
11:00														
12:00														
13:00														
14:00														
15:00														
16:00														
17:00														
18:00														
19:00														
20:00														
21:00														
22:00														
23:00														
0:00														

ステップ3資料

職場・業務情報確認シート

(ステップ3「職場・業務の確認」で社会保険労務士が,自分が持っている情報と職場から聞き取りに基づいて記載し,本人と職場・業務の状況を確認してください)

年　　月　　日

1. 今回の休職・休務の合計期間
　　___年___カ月

2. 以前のものをあわせて,医師の診断書に基づいて,休務・休職した合計回数
　　_____回

3. 以前のものをあわせて,医師の診断書に基づいた休務・休職の合計期間
　　_____年___カ月

4. 現在の会社の勤続年数
　　___年

5. 今回の休務前3カ月の平均時間外勤務時間
　　___時間

6. 本人の業務のあらまし（車の運転,機械の操作,高所での作業などの危険作業,交代勤務・深夜勤務については,必ず,情報を確認してください）

7. 仕事に関する本人への評価
　　①よくできていた　②標準的にできていた　③ややできていなかった　④できていなかった
　　（③,④の場合は内容を下に記載してください）

8. 現在の業務の経験年数

9. 復職する際の社内手続き,制度のあらまし

10. 給与が支払われる期間　どちらかに○をして,②なら期間を記載してください
　　①給与支払い期間は終了している　②_____まで支払われる

11. 傷病手当金当等,給与以外の支払いが行われる期間
　　どちらかに○をして,②なら期間を記載してください
　　①支払い期間は終了している　②_____から_____まで支払われる

12. 休職満了退職となる期日
　　_____年___月___日

13. 復職時のこれまでの部署での受け入れ可能性
　　①問題ない　②調整を要するが可能性がある　③不可能　④その他
　　（②～④は,状況を確認してください）

ステップ4資料

1. 復職時の勤務時間にあわせて，就寝，起床を心掛けてください。
2. 朝起きたら，カーテンをあけて，パジャマを着替えてください。
3. 起床後，早い時間帯に短時間（30分程度）の散歩・外出をしてください（体調を整えるためです）ただし，体調のテンションが高く，少し元気になりすぎているときは，運動を避けた方がよい場合がありますので，治療スタッフに相談してください。
4. 飲酒，喫煙，夕方以降の（カフェインを含んでいる）コーヒー・紅茶・エナジードリンクの摂取を控えてください。
5. 就寝前1～2時間は，パソコン，ゲーム，スマホ・携帯での会話，食事，考え事を控えて，リラックスしてください。

.... 同居者の方へ ....

- 日によって体調の波がまだかなりあると思います。
- 短時間の散歩や外出をするように，声をかけてください。ただし，無理そうであれば休ませてください。
- 家事などの負担は軽くしてあげてください。
- 重要な決定はしないように話してください。
- テンションが高くて元気すぎる感じがするなど，連絡したいことがありましたら，以下に記載して本人に渡してください。

配慮を行った上で）どこの職場でどのような仕事を指示するかは会社が決定することであり，社員が選択することはできません。

ステップ4　基礎リズムの改善

　ステップ4の「基礎リズムの改善」に要する期間は個人差があります。本格的なリワーク活動に取り組むために，基礎となる体調を整えます。「睡眠覚醒のリズムや最小限の活動性の確保は，復職を目指す自主トレの基礎となります。基礎となる体調が整うと，気持ちがさらに前向きになると思います」とアドバイスします。
　以下の項目について心がけてもらい，次回の面談前2週間の状態をチェックして，

面談の時に持ってきてもらいましょう。

　同居者（配偶者，家族，パートナーなど）がいる方は，（同じ項目について）同居者の観察欄をチェックしてもらいます。「同居者の方へ」，この時期の一般的なお願いが書いてありますから，伝えてもらいます。同居者から伝言があったら，次回の面談の時に伝えてもらいます。

ステップ5　リワーク活動

　このステップから復職までは，通常2カ月くらいでしょう。社員の状態がステップ5の基準を満たすほどに改善している場合は，このステップから始めてください。

　本格的なリワーク活動として，図書館での読み物，活動性の改善，リワークプログラム（プログラムが利用できる場合）などのリハビリテーション活動を行います。

①活動記録表を振り返りながら，自分の体調の波をより正確に認識できるように援助してください。

②リワーク活動を始めることを，主治医に報告するように勧めてください。

③ステップ5資料「リワーク活動を進めましょう」に従って，本人および同居者に指導を行ってください。

④リワークチェックリストA-H23項目（92～102ページ）の確認を行ってください。

⑤医療機関，障害者職業訓練センター，精神保健福祉センター，NPO団体などのリワークプログラムが利用できる場合は，利用を勧めてください。

⑥対人関係の葛藤が強い場合は，認知行動療法の自習サイトで対人関係の改善を勧めてください。

　このステップで大切なことは，自分の体調を把握し，活動を「折り合い」をつけられるように，「自己コントロール」を習得することです。簡単に言えば，「体調に気をつけながらがんばる」という感じです。

　リワーク活動中も，週2日は休養に当てるようにします。ただし，週末に夜更か

リワークチェックリストの使い方

- 最近2週間の状態について、評価して下さい。
- 通常、本人からの情報で評価しますが、家族などからの情報がある場合は、より正確な情報に基づいて評価してください。
- 判定に迷う場合は、低い方の評価としてください。
- 情報を得るための標準質問が該当の項目の回答の下に表示されているので、参考にしてください。

集計

シート	No	回答
A	1	
A	2	
A	3	
B	4	
B	5	
B	6	
B	7	
B	8	
B	9	
C	10	
C	11	
D	12	
D	13	
E	14	
E	15	
F	16	
F	17	
F	18	
G	19	
G	20	
H	21	
H	22	
H	23	

カウント

回答	個数
(1)	個
(2)	個
(3)	個
(4)	個
計	個

冒頭教示「最近2週間のあなたの状態について教えて下さい」

A 基本的な生活状況

1 起床時刻

健康に出勤していたときの起床時刻より、1時間以上遅く起きることが平均して週に何回あるか。(休日は、出勤していたときの休日の起床時刻を基準とする。健康なとき、とは病気になる以前、時間外勤務が月20時間以下であった状況を指す。—常に20時間を越える時間外勤務をしていた場合は、時間外勤務が一番少なかった時期とする)

(1) 週に3回以上、健康に出勤したときの起床時刻より1時間以上遅く起きる。
(2) 週に2回程度、健康に出勤したときの起床時刻より1時間以上遅く起きる。
(3) 週に1回程度、健康に出勤したときの起床時刻より1時間以上遅く起きる。
(4) 週に0回(健康に出勤したときの起床時刻より1時間以上遅く起きることは殆どない)

回答 □

〔情報を得るための標準的な質問〕

健康に出勤したときの起床時刻より1時間以上遅く起きることは週に何回くらいありますか？
（この質問が理解できなければ）朝何時くらいに起きていますか？会社に行っていたときは，
何時に起きていましたか？

2　食生活リズム

健康なときと比べた食生活リズム（健康なときに朝食を抜く等の習慣があった場合は，この項目の
「食事を抜かす」は該当しない。健康なときの習慣からの変化を評価する）
(1) いつも乱れている（週4回以上食事を抜かす）
(2) 時に，不規則である（週2～3回食事を抜かす）
(3) だいたい問題ない（食事を抜かすのは週0～1回である。健康なときの食事時間と2時間以上ずれることが，週3回以上ある）
(4) まったく問題ない（食事を抜かすのは週0～1回である。健康なときの食事時間と2時間以上ずれることが，週2回以下である）

　　回答

〔情報を得るための標準的な質問〕

食事は一日何回，何時にとっていますか？日によって食事の回数や時間が違うことはありますか？
食事を抜かすことはどのくらいありますか？一日のうちどのくらいありますか？
（または）日によって食事の回数や時間が違うことはありますか？食事を抜かすことは，1週間のうちどのくらいありますか？

3　自宅外での活動

2時間以上自宅外で活動している日が，平均して週に何回あるか。
(1) 週1～2回
(2) 週3～5回
(3) 週6回
(4) 週7回（ほとんど毎日2時間以上戸外で活動する）

　　回答

〔情報を得るための標準的な質問〕

家の外での活動はどのくらいしていますか？2時間以上家の外で活動する日は週に

何回ありますか？
(自宅外の活動とは，外出，自宅外での作業を指す—家の中での家事は含まない)

B 症状

4 精神症状（ゆううつ，イライラ，不安，やる気のなさなど）のために
  (1) 日常生活に週の半分以上支障がある。
  (2) 日常生活に支障が出ることがある。
  (3) 精神症状がときにみられるが，日常生活への支障はない。
  (4) 精神症状はまったくない。

  回答

〔情報を得るための標準的な質問〕

ゆううつ，イライラ，不安，やる気がないなどの症状のために，生活していて差し障りがでること，日常生活が円滑に送れないことは，週に何回くらいありますか？
（睡眠については別項目で確認）

5 身体症状（頭痛，倦怠感，発熱，下痢，吐き気など）のために
  (1) 日常生活に週の半分以上支障がある。
  (2) 日常生活に支障が出ることがある。
  (3) 身体症状がときにみられるが，日常生活への支障はない。
  (4) 身体症状はまったくない。

  回答

〔情報を得るための標準的な質問〕

頭痛，倦怠感，発熱，下痢，吐き気などのからだの症状のために，生活していて差し障りがでることは，週に何回くらいありますか？（睡眠については別項目で確認）

6 熟眠感
「よく眠れなかったと感じた日」が，平均して週に何回あるか。
  (1) 週3回以上，よく眠れなかったと感じた日があった。
  (2) 週2回程度，よく眠れなかったと感じた日があった。
  (3) 週1回程度，よく眠れなかったと感じた日があった。
  (4) 週0回（よく眠れなかったと感じた日はほとんどなかった）

  回答

〔情報を得るための標準的な質問〕
よく眠れなかったと感じた日は，平均して週に何回ありますか？

7 睡眠時間

健康なときと比べて，2時間以上睡眠が短い，または長い日が，平均して週に何回あるか。
(健康なときの定義は1に同じ)
(1) 週に4回以上(健康なときと比べて睡眠が2時間以上長かったり短かったりする)
(2) 週に3回程度(健康なときと比べて睡眠が2時間以上長かったり短かったりする)
(3) 週に1〜2回程度（健康なときと比べて睡眠が2時間以上長かったり短かったりする）
(4) 週に0回程度（健康なときと比べて睡眠が長かったり短かったりすることはほとんどない）

　　回答

〔情報を得るための標準的な質問〕
睡眠時間が，健康なときと比べて，2時間以上短いとか，逆に2時間以上長い日は，平均して週に何回ありますか？

8 昼間の眠気 （Karolinska Sleepiness Scale 日本語版）
※右のスケールを見せて評価する。
(1) 7以上
(2) 4〜6
(3) 3
(4) 1〜2

　　回答

①	非常にはっきり目覚めている
②	↓
③	目覚めている
④	↓
⑤	どちらでもない
⑥	↓
⑦	眠い
⑧	↓
⑨	とても眠い（眠気と戦っている）

〔情報を得るための標準的な質問〕
午後2時頃の，あなたの眠気の状態をもっともよく表した数字に○をつけて下さい。

9 興味・関心
(1) 何にも興味・関心がない。
(2) 元々興味・関心があったことの全部ではないが，一部に興味・関心を持っている。
(3) 元々興味・関心があったことに，ほぼ興味・関心を持っている。または，元々興味・関心があったことには興味・関心を持たないが，それ以外のことがらに興味・関心を持っている。

(4) 元々興味・関心があったことに加えて、それ以外のことがらにも興味・関心を持っている。

回答

〔情報を得るための標準的な質問〕

元々興味や関心があったことに、今も興味や関心を持てますか？それ以外のことで、最近興味や関心を持っていることはありますか？

C 基本的社会性

10 身だしなみ（洗顔，洗髪，歯磨き，清潔な身なり等）

（面接時の印象で面接者が主観的に評価する）
(1) 時に，どれか整っていない（週に1回くらい）。
(2) まれに，どれか整っていない（2週間から月に1回くらい）。
(3) いつも標準的に整っている。
(4) 身だしなみが一般の人よりすぐれている印象を与える。

回答

〔情報を得るための標準的な質問〕

身だしなみは，いつも今日と同じくらいにしていますか？

11 他人との交流（他人とは，近所の人，知人，健康管理スタッフ，上司などを指す）

(1) 話しかけられても，返事をできないことがある。
(2) 話しかけられれば返事をする。自分から話しかけることはない。
(3) 自分から話しかけるが，相手は既に知っている人に限られる。
(4) 初対面の人でも，必要なときは自分から話しかける。

回答

〔情報を得るための標準的な質問〕

他の人に話しかけられて，返事をしないことがありますか？他の人に，自分から話しかけることはありますか？知らない人にでも，話しかけますか？

D サポート状況

12 家族との関係

(1) 家族とは悪化した関係で，家族との関係自体が負担である。
(2) 家族からのサポートは受けられない。または，家族がいない。
(3) 家族との関係はほぼ良好であり，一定のサポートがある（一部ストレスがあるが，サポートの方が上回る）
(4) 家族との関係は良好であり，十分なサポートがある（家族とのストレスはない）

回答 ☐

〔情報を得るための標準的な質問〕

家族はいますか？家族との関係は負担ですか，それともサポートしてくれますか？（生活は単身でも，家族との接触，サポートがある場合は，3,4 と評価する）

13 主治医との関係（本人の話から，可能な範囲で面接者が評価する）

(1) 主治医に通院していない。
(2) 通院しているが，主治医の治療方針を守っていない。
(3) 主治医の治療方針は守っているが，質問や話し合いが十分にできていない点がある。
(4) 主治医と，質問や話し合いを十分している。

回答 ☐

〔情報を得るための標準的な質問〕

今，通院していますか？主治医の治療方針を守っていますか？主治医と，十分に質問や話し合いができますか？

E 職場との関係

14 トラウマ感情

（トラウマ感情とは，「自分は職場，会社の犠牲になって発病した」という感情を指す。この項目は「事実」の有無に関わらず，本人の申し立てに基づいて評価する）

(1) トラウマ感情を表現し，パニック，興奮，身体症状等が出現し，生活上の機能に影響することがある。または，他人（同僚，健康管理スタッフ，家族等）の意見を聞かない。
(2) 発病に関するトラウマを表現し，パニック，興奮，身体症状等が出現することがあるが，生活上の機能には影響しない。または，他人の意見は聞くが，考え

方・トラウマ感情は変わらない。
(3) 発病に関するトラウマを表現するが、パニック、興奮、身体症状等は出現しない。または、他人の意見を聞いて、自分なりの考え方を振り返ることができる。
(4) 発病に関するトラウマを表現しない。

回答

〔情報を得るための標準的な質問〕
「職場や会社の犠牲になって病気になった」という気持ちはありますか？（あれば）犠牲になったということを思い出して、症状が出ることはありますか？生活に差し障りがでること、生活が円滑に送れなくなることはありますか？そういうことについて、他の人と話し合うことはありますか？（あれば）他の人の意見について、どう思いますか？

15　就業規則、約束の不遵守

(「就業規則、約束の不遵守」とは、「無断欠勤」のように就業規則に従わない行為、「約束の不遵守」とは、)
就業規則には定められていないが、上司、同僚、顧客との約束を守らず、相手に迷惑をかける行為を指す)
(1) 就業規則の不遵守が過去にあり、今後も行動を改めるつもりがない。
(2) 就業規則の不遵守が過去にあったが、今後は行動を改めると述べている。または約束の不遵守が過去にあり、今後も行動を改めるつもりがない。
(3) 約束の不遵守のみ過去にみられ、今後は行動を改めると述べている。
(4) 就業規則、約束の不遵守がみられたことはない。

回答

〔情報を得るための標準的な質問〕
調子が悪かったとき、無断欠勤などで「就業規則を守っていない」と言われたこと、または上司、同僚、お客さんとの約束が守れなかったことはありますか？（あれば）そのことについて、今ふりかえってみてどう思いますか？

F　作業能力、業務関連

16　集中力

TVをみる、雑誌・新聞・本を読むなど、集中しようとした場合
(本に集中できれば、内容に関わらず③または④と評価する)

(1) ほとんど集中できない。または，集中しようとすることがない，集中したい気持ちがあっても実際にはできない。
(2) TV，雑誌，新聞など一般的な内容であれば集中できる。
(3) 業務関連ではない内容の本に集中できる。
(4) 業務関連の内容の本に集中できる。

回答

〔情報を得るための標準的な質問〕

TV，雑誌，新聞に集中できますか？本を読むとき，集中できますか？業務関連の内容の本を集中して読めますか？

17　業務への関心・理解
(1) 自発的な関心を示さず，上司や健康管理スタッフとの話し合いでも，関心，理解を示さない。または，主治医から仕事の話を禁じられている。
(2) 自発的には関心を示さないが，上司や健康管理スタッフとの話し合いにより，関心，理解を示す。
(3) 自発的には関心を持っているが，上司の説明を一部理解していない点がある。
(4) 自発的には関心を持ち，上司の説明を理解している。

回答

〔情報を得るための標準的な質問〕

復職したら，どんな仕事をしたいと思っていますか？仕事の内容について，上司と話し合いをしていますか？（していれば）上司の話は理解できますか？

18　業務遂行能力（以前の仕事に戻るとして）
現在から6カ月以内に，健康時の業務遂行能力の何割が達成されると思われるか？
(1) 8割未満の業務遂行能力
(2) 8割以上，9割未満の業務遂行能力
(3) 9割以上，10割未満の業務遂行能力
(4) 10割の業務遂行能力

回答

〔情報を得るための標準的な質問〕

以前の仕事に戻るとして，現在から6カ月以内に，健康時の仕事能力の何割まで回復できると思いますか？

G　準備状況

19　職場上司との接触

職場の上司と面接，電話，メールでの接触回数が，平均して月に何回あるか。
休業が3カ月以上の場合，直近の過去3カ月の平均で評価する。
休業が1～3カ月の場合，休業期間中の月平均で評価する。
休業が1カ月未満の場合，面接が「なし」は0，「あり」は回数を休業期間で割って評価する。
（例：2週間の休業で1回面接していれば，1÷0.5（カ月）＝2回）
(1) 全く接触していない，もしくは平均して月1回未満
(2) 平均して月1回以上，2回未満
(3) 平均して月2回以上，4回未満
(4) 平均して月4回以上

　回答　

〔情報を得るための標準的な質問〕

職場の上司とは，月に何回くらい直接会ったり電話で話したりしていますか？メールのやりとりは含みません。
（接触は本人によるものを評価し，家族と上司の接触は含まない）

20　業務への準備

業務への準備として，下記4項目のうち，いくつを行っているか。
　　睡眠・覚醒のリズムを整える
　　作業能力の準備をする
　　職場の情報を入手する
　　通勤練習をする　など
作業能力の準備は，職種によって異なる。例えば
　　パソコン作業の練習をする
　　業務関係の本や雑誌を読む
　　業務関係のサイトを探索する
　　勤務のための体力を鍛える　など
職場の情報の入手については，例えば
　　他の社員や上司とメールや電話で連絡する
　　他の社員や上司と直接会って話をする　など
(1) 1つ以下
(2) 2つ

(3) 3つ
(4) 4つ

| 回答 |

〔情報を得るための標準的な質問〕

仕事に戻るための努力として,「睡眠・覚醒のリズムを整える」「作業の準備をする」「職場の情報を手に入れる」「通勤の練習をする」のうち,いくつを行っていますか？

H 健康管理

21　服薬へのコンプライアンス
(1) 主治医に相談せず,服薬を完全に中断する。
(2) 主治医に相談せず,服薬を一部中断する。
(3) 主治医に相談せず,服薬を完全に中断することはない。服薬の一部自己調整について,主治医と話し合ったことはない。
(4) 主治医に相談せず,服薬を完全に中断することはない。服薬の一部自己調整について,主治医と話し合っている。

| 回答 |

〔情報を得るための標準的な質問〕

主治医に話さずに,薬を飲むのをやめることはありますか？薬の一部を,自分で調整して飲んでもよいか,主治医と話し合ったことはありますか？

22　健康管理スタッフとの関係

健康管理上の指導として面接に呼んだ場合
(1) 健康管理スタッフに会いに来ない。
(2) 健康管理スタッフに会いには来るが,指導を受け入れない。健康管理スタッフが,本人の回復状況・スケジュールの都合等で,まだ面接に呼んでいない場合も含める。
(3) 健康管理スタッフの指導を,概ね受け入れるが,一部受け入れない点がある。
(4) 健康管理スタッフの指導を受け入れる。

| 回答 |

〔情報を得るための標準的な質問〕

会社の健康管理スタッフとは会っていますか？スタッフの指導は受け入れられますか？

〔健康管理スタッフがいない場合〕

治療スタッフの健康管理上の指導にしたがうかどうかで，判定してください

23　再発防止への心構え

(1) 再発の可能性について，話し合うことが出来ない。
(2) 再発の可能性について，話し合うことが出来るが，主治医，健康管理スタッフのアドバイスを受け入れない。または主治医，健康管理スタッフがアドバイスをしていない。自発的に考えているが，主治医，健康管理スタッフのアドバイスを受け入れない場合も含める。
(3) 再発防止について，自発的に考えることはないが，主治医，健康管理スタッフのアドバイスは受け入れる。
(4) 再発防止について，主治医，健康管理スタッフのアドバイスは受け入れ，また自発的に考えている。

　　回答　

〔情報を得るための標準的な質問〕

復職後，再発しないように，自分で考えていることはありますか？主治医や健康管理スタッフは，アドバイスしてくれますか？（していれば）アドバイスをどう思いますか？

ステップ５資料

リワーク活動を進めましょう

努力が実って，基礎的な体調は整ってきましたから，リワークを目指した活動を進めましょう。以下の項目について心がけて，次回の面談前２週間の状態をチェックして，面談の時に持ってきてください。

1. 復職時の勤務時間にあわせて，就寝，起床を心掛けてください。
   本　人：就寝時間　　　時～　　　時ころ　・　起床時間　　　時～　　　時ころ

2. 朝起きたら，カーテンをあけて，パジャマを着替えてください。

3. 30分以上の昼寝，就寝前６時間以内の昼寝をしないようにしてください。

4. 短い散歩から，さらに軽い運動（ジョギング，筋肉トレーニングなら30分以上，散歩であれば，１時間以上が目安です）を目標としてください。（これは，体力を回復させるためです）からだを使う業務が多い人は，負荷をさらにあげた方がよいかもしれません。ただし，体調のテンションが高く，少し元気になりすぎているときは，体力を要する運動を避けた方がよい場合がありますので，主治医に相談してください。

5. 図書館での活動
   デスク作業に従事する方は，以下のような流れで図書館を利用してみてください。身体を動かす作業が中心の方は，図書館で過ごす時間は短めにして，４の運動の時間を長めにとってください。
   A）「散歩の延長」で，近くの図書館を探しにいって下さい。
   B）勉強時間は，午前１，２時間程度から，始めてください。
   C）最初は，健康，仕事に関する堅い読み物は避けてください。
   D）日数も，少しずつ増やして，週５日が目標です。
   E）午前２時間勉強できるようになったら，休みをはさんで，午後も２時間勉強してみてください。
   F）最終的には，「仕事モード」で，仕事に関する本を読んだり，読んだ内容や体調について，あるいは，これまでの仕事や職場の流れについて，数行にまとめて提出していただくと，自分で考えて文章を書く練習になりますし，思考力の改善が具体的に分かりやすくなります。

6. ストレッチ，趣味，ヨガ，「何もしないでボーっとしている」など，リラックスできる休養方法を行ってください。仕事をするときは，「うまい息抜き」をいれることも大切です。

7. 飲酒，喫煙，夕方以降の（カフェインを含んでいる）コーヒー・紅茶・エナジードリンクの摂取を控えてください

8. 就寝前１～２時間は，パソコン，ゲーム，スマホ・携帯での会話，食事，考え事を控えて，リラックスしてください

しや遅起きをすると生活リズムが崩れてしまい，翌週の体調に影響が出てしまうので，平日と週末の起床時間のずれをできるだけ少なくするのがポイントです。

ステップ6　復職申請前の準備

　ステップ6以降は，会社の体制によって期間が変わります。正式に復職申請を行うための準備を行います。

　①ステップ6資料「復職申請を控えて」に従って，本人および家族に指導を行ってください。

　②リワークチェックリストA-H23項目（92〜102ページ）の確認を行ってください。

　努力が実って，リワーク活動が順調に進めば，ステップ6で，上司に挨拶に行きます。

　これは，復職のプロセスを円滑にするためです。この時期に，「復職してまた再発しないか」「周りの人にどんな目でみられるか」などと，不安を感じることはよくあります。また上司の方でも，「どのように処遇したらよいのか」と不安を感じているものです。あらかじめ，本人からは，リワーク活動や回復状況を伝え，もし上司から資料をもらえるようであれば，資料をまとめたものを見せ，お互いの不安を軽くしておくと，復職時のプロセスが円滑になります。

　生活リズムがなかなか整わない場合は，起床時間を15分〜30分単位で前倒しにするようにします。外出が難しい場合も，午後など本人の動きやすい時間から始めるよう指示します。毎日30分程度，週に3日程度から少しずつ取り組みます。

　適度な運動はうつの回復に効果があることがわかっています。激しい運動は必要なく，ウォーキングでも十分に効果があります。万歩計を利用すると目安がわかり効果的です。徐々に歩数を増やしていき，復職時にはだいたい1日8,000歩から10,000歩の量をこなせることを定時勤務の体力の目安とします。

　いくら運動が良いと言っても激しい運動は疲労が蓄積してしまうので逆効果に

ステップ6資料

復職申請を控えて

1. 復職時の勤務時間にあわせて，睡眠・起床を心掛けてください。朝起きたら，カーテンをあけて，パジャマを着替えてください。

2. 30分以上の昼寝，就寝前6時間以内の昼寝をしないようにしてください。

3. 軽い運動（ジョギング，筋肉トレーニングなら30分以上，散歩であれば，1時間以上が目安です）をしてください。（これは，体力を回復させるためです）ただし，体調のテンションが高く，少し元気になりすぎているときは，運動を避けた方がよい場合がありますので，治療スタッフに相談してください。

4. 図書館が開いている日は外出して，業務関連の資料，資格認定試験の教材，その他，少し集中を要する読み物を勉強してください。身体を動かす作業が中心の方は，図書館で過ごす時間は短めにして，4の運動の時間を長めにとってください。
    A）「散歩の延長」で，近くの図書館を探しにいって下さい。
    B）勉強時間は，午前1, 2時間程度から，始めてください。
    C）最初は，健康，仕事に関する堅い読み物は避けてください。
    D）日数も，少しずつ増やして，週5日が目標です。
    E）午前2時間勉強できるようになったら，休みをはさんで，午後も2時間勉強してみてください。
    F）最終的には，「仕事モード」で，仕事に関する本を読んだり，読んだ内容や体調について，あるいは，これまでの仕事や職場の流れについて，数行にまとめて提出していただくと，自分で考えて文章を書く練習になりますし，思考力の改善が具体的に分かりやすくなります。

5. ストレッチ，趣味，ヨガ，「何もしないでボーっとしている」など，リラックスできる休養方法を行ってください。仕事をするときは，「うまい息抜き」をいれることも大切です。

6. 飲酒，喫煙，夕方以降の（カフェインを含んでいる）コーヒー・紅茶・エナジードリンクの摂取は控えてください。

7. 就寝前1～2時間は，パソコン，ゲーム，スマホ・携帯での会話，食事，考え事を控えて，リラックスしてください。

8. 上司などが同意してくれれば，資料をもらって，週に1回まとめる練習をすると，復職時の作業に円滑に入れることが多いようです。また，上司と定期的に会うと，お互いに不安や緊張が低まるでしょう。

なってしまいます。ジョギングで10kmも20kmも走ったり，プールで何百mも泳ぐ人もいますが，かえってうつが悪化してしまいかねません。何事もやりすぎは禁物です。

ステップ7　試し出社（制度がある場合）

復職前の通勤練習，軽い作業でのからだ慣らしを目的とする「試し出社」の制度がある企業では，試し出社を行います。試し出社は，一般に，施行期間に上限（例：1〜3カ月）があり，また，試し出社期間中の作業は，通常の業務ではない軽作業が行われます。試し出社期間中は，職場の上司から情報を収集し，本人への面談を実施し，健康状態の悪化がないこと，復職時に想定される作業に負荷を引き上げていけるかを確認してください。

ステップ8　復職発令

正式な復職申請を行います。主治医の診断書，リワークチェックリスト，（行っている場合は）試し出社の状況などの資料を添えて，本人の回復状況を，会社側担当者に伝え，復職判定し復職発令してもらいます。この際，「心の健康問題により休業した労働者の職場復帰支援の手引き」を参考に，人事担当者や職場上司など，関係者で協議し「職場復帰支援プラン」を作成します。プランでは以下のことを決めておきましょう。

- 復職予定日
- 所属部署
- 業務スケジュール（試し勤務の有無，就業制限と業務内容）
- フォローアップ体制（産業医，人事担当者，社会保険労務士等の面談について）
- その他の配慮事項

作成した職場復帰支援プランを本人，人事担当者，上司で共有します。職場復帰支援プランを定めておくことで，復職へ不安を抱える本人への安心感にもつながります。

業務スケジュールについては，職場復帰を円滑に進めるため，段階的に元の業務へ戻していきます。試し勤務から開始し，その後定時勤務（残業禁止）を2,3カ月間，その後，残業1時間程度から開始し，復職後6カ月を目途に元の業務に戻るプランを目安にします。定時勤務での業務をこなせる状態で復帰とし，念のために余裕を持って試し勤務を実施するのがよいでしょう。

　復職制度に関してはあらかじめ安全衛生委員会等で審議し，ルールを定めておくことが望ましいです。また，体調が悪化した場合の対応についても決めておきましょう。「月何日以上の欠勤，遅刻で再休職を検討」などを具体的に決め，本人とも共有しておくとトラブルが未然に防げます。

付録

リワーク（復職）自主トレのプロセスについて

　リワーク（復職）の自主トレに取り組もうという意欲を示されて，とてもよかったと思います。リワークの目標は，復職して，業務制限や健康管理がなく，職場で期待されている業務を，病気の再発なく継続することです。リワーク自主トレのプロセスがなるべくスムーズに進むように，社会保険労務士ができる範囲で支援します。

　リワークのプロセスは，だいたい，以下のような9つのステップで進んでいきます。リワークでは，スモールステップを，コツコツ積み重ねていくことが大切です。「自分の状態を振り返る」→「自分の特徴に気づく」→「改善するための工夫を試してみる」というプロセスを身につけてください。自主トレでは，「リワークチェックシート」を用いて，あなたの体調について確認しあい，より円滑に再発しない復職が実現できるように話し合います。

────────── ステップ ──────────

1. リワーク自主トレの希望

　リワーク自主トレのプロセスは，本人に復職の希望があることが前提ですから，まず，復職を目指して努力を開始することについて希望を確認します。「復職したい」という気持ちはあっても体調がよくないと，「復職しようという意欲」があせりになって，体調が悪化してしまうことがあります。こういう場合は，仕事のことは忘れてもう少し静養に専念するようアドバイスいたします。リワーク自主トレを始める時は，主治医にも報告しておいてください。

2. 活動記録表

　日常の状態を詳しく確認できるように，「活動記録表」を渡しますので，つけてきてください。自分の体調の管理に役立つと思います。

3. 職場・業務の確認

　復職のための努力を始めても大丈夫そうであれば、ステップ3で、これまで仕事をしてきた状況や、復職するときの職場状況について、シートを用いて確認しましょう。これまでの職場での状況、復職時の職場環境、対人関係でのストレスについて、情報を共有することは、「リワーク・再発しない復職」の支援には欠かせません。

4. 基礎リズムの改善

　睡眠覚醒のリズムや最小限の活動性の確保は、復職を目指す努力の基礎となります。ステップ4では、こういう「基礎リズム」の調整をします。基礎となる体調が整うと、気持ちがさらに前向きになると思います。

5. リワーク活動

　ステップ5では、いよいよ本格的なリワーク活動として、図書館での読み物、活動性の改善、リワークプログラム（プログラムが利用できる場合）などのリハビリテーション活動を行ないます。このステップで大切なことは、自分の体調を把握し、活動と「折り合い」をつけられるように、「自己コントロール」を習得することです。簡単に言えば、「体調に気をつけながら、がんばる」という感じです。

6. 復職申請前の準備

　努力が実って、リワーク活動が順調に進めば、ステップ6で、上司に挨拶に行っていただきます。これは、復職のプロセスを円滑にするためです。この時期に、「復職してまた再発しないか」「周りの人にどんな目でみられるか」などと、不安を感じることはよくあります。また、上司の方でも、「どのように処遇したらよいのか」と不安を感じているものです。あらかじめ、あなたからは、リワーク活動や回復状況を伝え、もし上司から資料をもらえるようであれば、資料をまとめたものを見せたりしてお互いの不安を軽くしておくと、復職時のプロセスが円滑になります。

7. 試し出社（制度がある場合）

会社によっては，復職前の通勤練習，軽い作業でのからだ慣らしを目的として，本人の同意や要望に基づいて，「試し出社」を施行する場合があります。「試し出社」が行われている間は，社会保険労務士，主治医などが，体調をフォローします。主治医の診察で体調の変化が見られた場合は，社会保険労務士に報告してください。

8. 復職発令

復職判定は，主治医の診断書，リワークチェックシートの情報，（制度がある場合は）試し出社の状況などを元に，会社の産業医（ときには主治医）が意見を述べ，人事担当の部署が発令します。

復職時は，通常「元の部署に戻る」ことが原則です。「元の部署で本人にストレスが高かった」「休職する過程で，元の部署の他のスタッフに高い負担が発生していて，受け入れが難しい」「休職中に，元の部署がなくなってしまった」といった場合は，復職を目指す部署をどこにするかという調整が行われます。ただし，就業規則や労働契約の成り立ちとして，（可能な配慮を行った上で）どこの部署でどのような仕事を指示するかは会社が決定することであり，社員が選択することはできません。

9. 復職後のフォロー

治療としては主治医が，労務管理としては，社会保険労務士が，復職後のフォローを行います。あなたに活動記録表と体調チェックシート，上司に業務状況シート（復職後フォロー資料）を書いてもらい，その情報に基づいて，あなた，上司（人事等），社会保険労務士の間で話し合いを行います。

【注意】病気の症状の影響で，復職のプロセスが円滑に進まない場合があります。この場合は，病気の症状への治療を，復職のプロセスに優先して，行わなければならないことがあります。

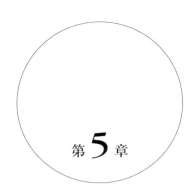

第5章

よい主治医の探し方，活用法

I　はじめに

　この章では，よい主治医の探し方，活用法について，「主治医を変えた方がよい時」「よい主治医の見つけ方」「主治医の活用法：合同面談」「主治医への説明：本人のため，他の社員の健康のため」「望ましい診療の例」という順で説明します。メンタル疾患を持った社員に元気に働き続けてもらうためには，なるべくよい主治医を探すことが大切です。社員本人にこの章の情報を伝えたり，会社の方が主治医探しを助けてあげたりしてください。

II　主治医を変えた方がよい時

　社員が，メンタル疾患で治療を受けているけれども，「現在の治療は適切なのか」と疑問を持った時，次にあてはまるならば主治医を変えた方がよいでしょう。

①採血検査を行っていない

　メンタル疾患の治療に使う薬はいろいろな副作用が出ることがありますし，たとえば糖尿病や高脂血症などがある人には，処方してはいけない薬剤，慎重に投与し

なければいけない薬剤もあります。ですから，採血検査を行わずにメンタル疾患の治療を行うことは，医療の倫理に反しています。

採血した検体を検査会社に渡せば検査してくれるのですが，クリニックなどで採血するスタッフを雇用していないと，「うちでは，採血検査はしていません」と言われる場合があります。こういう場合は，主治医を変えましょう。ある医療施設で採血検査をしているかどうかは，医師やスタッフに，「ここでは採血検査をしていますか？」と聞けばすぐにわかります。

②十分な情報収集を行わない

メンタル疾患の診断や治療を行うためには，十分な情報収集が欠かせません。

治療を始める時（初診）には，主訴（受診の理由），現病歴（病気と治療の経過），身体疾患の既往歴・アレルギー歴（副作用歴），家族歴（家族の様子），生活歴，職業歴などについて情報を収集する必要があります。

また，治療を始めた後でも，病状が順調に回復しない場合には
（1）家族や周囲の人からの情報収集（メモで情報をもらったり，時には一緒に診察に来てもらう）
（2）活動記録表（章末）を用いて，本人から詳しい情報を収集する
といった情報収集をする必要があります。

初診時の診察が30分以下で，その後の診察もいつも10分以内であったり，上記のような情報収集を行ってくれない場合は，適切な治療を行うことは困難です。

③治療ガイドラインを参考にした治療をしていない

メンタル疾患への治療については，最近ガイドラインができています。たとえば，日本うつ病学会治では，うつ病や双極性障害（躁うつの波がある病気）に関する治療ガイドラインを発表しています。

http://www.secretariat.ne.jp/jsmd/mood_disorder/img/130924.pdf

http://www.secretariat.ne.jp/jsmd/mood_disorder/img/171130.pdf

日本神経精神薬理学会では，統合失調症の薬物療法についてのガイドラインを発表しています。
　http://www.asas.or.jp/jsnp/img/csrinfo/szgl_guide.pdf
　また，学会の治療ガイドラインほど詳しくありませんが，厚生労働省はいろいろな精神疾患やその治療法についての情報をまとめています。
　https://www.mhlw.go.jp/kokoro/speciality/detail.html
　こういった治療ガイドラインについて，「聞いたことがない」「聞いたことがあるが内容はよく知らない」という場合は，「ガイドラインに沿った，できるだけ標準的な治療を受けたいと思っています」と希望を伝えましょう。これに対して，「患者が治療の方針に口をはさむな」とか「ガイドラインといった堅苦しいことにしばられた診療はしたくない」という場合には，主治医を変えた方がよいでしょう。
　現代の医療では，きちんとした科学的な根拠（エビデンス）に基づいて，患者さんの希望を容れながら治療方針について話し合うことが求められています。患者さんと話し合うことを拒否したり，エビデンスに基づかない独善的な治療を行う医師には，なるべく早く見切りをつけた方がよいと思います。

④患者の質問に根拠に基づいた回答が得られない

　質問をうるさがり，「自分の方針の通りにしていればよいのだ」という返事を繰り返す場合は，主治医を変えましょう。現代の医療で，患者の質問に説明しないということはあり得ません。医師は，現在知られている知見や情報について勉強していなければなりませんし，それを患者さんがわかるように説明できなければなりません。昔聞きかじった知識と，自分がみた少数の患者さんの印象だけに頼って診療を行っていたり，患者さんにどう説明すればわかりやすいか，という修練を怠っている医師は変えた方がよいでしょう。

⑤心理検査，心理カウンセリングを行っていない

　薬物の投与だけでメンタル疾患が順調に回復しない場合は，心理検査を行って，

患者さんの心理的な特徴について確認する必要があります。また，患者さんが，自分の病気を受け入れられない，対人関係について困難がある，家族と葛藤があるなどという場合は，心理カウンセリングが必要です。

　薬物投与だけで病状が順調に回復しない場合，治療を受けている医療施設で心理検査や心理カウンセリングをまったく行っていないのであれば，主治医を変えた方がよいでしょう。ある医療施設で心理検査や心理カウンセリングをしているかどうかは，医師やスタッフに，「ここでは心理検査や心理カウンセリングをしていますか？」と聞けばすぐにわかります。

Ⅲ　よい主治医の見つけ方

　主治医を変える時，または最初に主治医を探す時には，以下のような方法で，よい主治医を見つけてください。

①日本うつ病リワーク協会の会員施設

　まずお勧めできるのは，日本うつ病リワーク協会の会員医療施設です。この協会の会員施設では，リワークプログラムという，メンタル疾患を持つ患者さんが，再発なく就労継続できるための，リハビリテーションプログラムを行っています。こういった事情で，リワークプログラムを行っている施設では，働いている患者さんの治療に関して豊富な経験を持っています。以下の，ホームページで，通院できるところに会員施設があるようでしたら，是非，主治医をお願いしてください。

　http://www.utsu-rework.org/list/index.php

②日本精神科産業医協会

　この協会の会員は，企業の産業医の役割をとることができる精神科医，つまり，産業の状況を理解しながら，精神科医としての治療を行える医師です。産業に関す

る先進的な意識を持った，精神科医の集まりと考えられますから，主治医をお願いしてよいと思います。

http://www.jaohp.or.jp/service

③日本精神神経学会の研修施設，指導医

わが国最大の精神科医の学会である日本精神神経学会では，標準的な医療が行える専門医を育成するための研修プログラムを進めています。研修プログラムにはさまざまな要件があり，よく見られるメンタルな病気についての診療経験も求められます。また，研修を行っている施設は「標準的な医療が行える教育」をすることになっています。

https://www.jspn.or.jp/modules/shisetsu/

研修施設には，専門医を指導する立場の「指導医」がいます。指導医は，標準的な医療についての知識を持ち，また「専門医」の資格をとった主治医は，標準的な精神医療について，習得しているはずですから安心です。

https://www.jspn.or.jp/modules/senmoni/

④日本精神神経科診療所協会の会員施設

日本精神神経科診療所協会は，精神科診療所の向上を図ることを目的に活動しています。5年以上の精神科の臨床経験以外には，会員になる際に特に要件はありませんが，上記の方法で主治医が見つからない場合は，この協会の会員施設を受診するとよいでしょう。

http://www.japc.or.jp/index.html →右上の「診療所検索」をクリック

⑤セカンドオピニオンの活用

「自分が住んでいる地域ではよい主治医が見つからない」という場合があると思います。その場合は，セカンドオピニオンとして，上記の医師を受診し，治療方針についてのアドバイスを地域の主治医に伝えてもらうとよいでしょう。

Ⅳ　主治医の活用法：合同面談

　メンタル疾患を持った社員の処遇は，本人，職場，両方にとって切実な問題です。この問題について，主治医を活用するためには，職場の人，本人と主治医での「合同面談」を申し込むのがよいでしょう。合同面談は，保険診療の範囲内で行ってくれる場合もありますし，別に面談料金を定めている場合もあります。本人から主治医に確認してもらえばよいでしょう。合同面談の目的は，「メンタル疾患を持つ本人の働き方に関する決定の参考とするために専門家の判断を聞くこと」です。本人から，「職場に自分の働き方について検討をしてもらいたいので，参考情報として主治医としての見解を率直に伝えてほしい」と依頼してもらいます。こうすれば，主治医は守秘義務から解き放たれ，むしろ，本人のために情報を提供する役割になります。

　合同面談では，まず職場の側から主治医に，「本人の職位・職階で期待される業務のあらまし，本人が体調を崩して突発休が発生すると周囲にどのような影響があるか」などを説明してください。ほとんどの主治医は，企業で働いた経験がないため，こういったことについて知識がありません。また，本人は，「自分が休んでも周囲にカバーしてもらえます」などと話していることが多く，主治医は，「本人が突然休んでも，職場では負担はないのだ」と考えていることが多いのです。休み以外でも，「本人の業務負荷を軽くすると，周囲にどのような負担が生じるか」について説明します。また，軽い業務負荷に従事していると，賞与や業績評価に影響が出るのであれば，それも説明しておいた方がよいでしょう。こういったことについては，すべて本人の前で話します。本人，職場，主治医の間で，同じ情報を共有することが大切です。

　なお，「本人には伝えていないが，周囲が困っていて，じつは会社としては辞めてもらいたいと思っている」などということは，主治医には頼めません。「辞めてもらいたい」という気持ちが生じる理由は，「通常の業務ができない」からです。

ですから,「本人の職位,職階から言えば通常業務は,●●になります。本人の健康状態は,この業務に耐えられますか」と質問すればよいのです。もし,「当面は難しい」という回答であれば,「では,いつ頃通常業務ができる健康状態になりますか」と聞きましょう。もし,「いつになるか見通しは立たない」という回答なら,この主治医見解に基づいて,本人と中期的な業務の設定,処遇について,話し合いを行ってください。

合同面談で,職場の人が主治医にわかりやすく質問をするポイントは,本人に期待される通常業務について具体的に説明し,「本人の健康状態はこの業務に耐えられますか」と尋ねることです。

V　主治医への説明：
　　本人のため,他の社員の健康のため

主治医は患者の味方であり,患者の言い分以外のことは考えません。患者に治療費を払ってもらっていますから,本人の利益になるように行動しなければならないのです。ですから,主治医が会社に伝える情報は,基本的には患者の言いなりの内容であることが多いと思います。

一般に主治医は,社員には職位や職階というものがあり,それによって「通常想定される業務のレベルがある」ということをあまり理解していません。また,通常想定される業務よりも業務を軽減すると周囲の社員の負担が大きくなること,会社が社員全体の安全に配慮する義務を負っていること,業務を軽減していると賞与や業績評価に影響が出ること,も知らないことが多いのです。

ですから,主治医と話をする時には,「職位や職階による想定される業務がある」「本人の業務負担を軽減すると周囲に負担がかかる」「負担がある程度大きくなると周囲の社員の健康に影響が発生する」ということをよく説明する必要があります。主治医は,「会社の損益」と聞いても何とも思いませんが,医師ですから,「他の社

員の健康に影響がでる」という言葉は響きます。

　業務軽減について主治医と相談する時には，上記の事情をすべて説明し，「本人のための業務軽減には協力するが，周囲の社員の健康に影響がでるかどうかが，協力の限界になる」「業務軽減によって，本人への不利益も一部発生する」ことを明らかにして，「では，当面どのような業務を行うか」について，本人を交えて話し合えばよいのです。業務軽減について自分に不利になる点があると思えば，むしろ本人が「通常業務を許可してほしい」と主治医に頼む場合もあるでしょう。職場側と本人で，当面どのような業務が考えられるかをまとめて医師に説明し，医師に本人の状態をフォローしてもらって，業務のレベルをあげてもよいか，据え置きがよいか，本人の状態が悪化し業務の負荷を下げなければいけないか，を知らせてほしいと依頼すればよいでしょう。

　本人の病状について，通常は，「守秘義務があるから」と主治医は職場側に話してくれませんが，「本人の突然の休みなどが発生すると，周囲の社員の健康に影響が出る。本人の状態がどのようになる可能性があるか主治医から教えてもらえると，周囲の支援体制を整えやすい」と，本人の前で依頼すると，より正確な情報を伝えてくれると思います。

　「業務軽減が長期にわたって必要だ」という見解が示された場合は，本人に期待される通常業務について具体的に説明し，「本人の健康状態はこの業務に耐えられますか」と職場の人から主治医に尋ねましょう。これは，労働の提供と報酬が対になっているという労働契約の基本です。

　「本人のためを考えている。しかし，職場には，他の社員の健康を守る責任もあるので……」という姿勢で臨めば，主治医との話し合いがよりスムーズに進むと思います。

VI 望ましい診療の例

最後に、望ましい診療について、例をあげて説明します。

1. 初診

　望ましい初診診察を行うには、普通、1時間くらいかかります。初診では、主訴（受診の理由）、現病歴（病気と治療の経過）、身体疾患の既往歴・アレルギー歴（副作用歴）、家族歴（家族の様子）、生活歴、職業歴のほか、主治医の治療への期待も確認しておくことが望ましいのです。

　主訴（受診の理由）については、患者さんが言うとおりにカルテに記載することが大切です。これは、患者さんから、「あのときなぜ、何々と診断して、何々という治療方針としたのか」と聞かれた時に、診察した当時のカルテを見せて、「あなたから、何々という訴えがあったので、これは何々という症状にあたると診断し、何々という治療方針を立てたのです」という説明をするためです。

　現病歴（病気と治療の経過）では、一番最初に具合が悪くなって医療機関を受診した頃だけなく、それ以前に具合が悪かった時期について確認してくれることが望ましいのです。「実は小学生の頃に幻覚みたいな体験をしたことがある」とか「中学生の頃、ひきこもって学校に行けないことがあった」などと、治療は受けなかったけれども、後の病気の先駆けとして体調の変調があったという情報が、治療の参考になるからです。

　先に述べましたが、身体疾患の既往歴では、メンタルな病気の治療薬の選択に影響する疾患がないか、確認することはよい治療には欠かせません。過去にアレルギー歴や強い副作用があった薬剤は、処方を避けますので、これらの情報も重要です。

　家族歴については、家族にメンタル疾患があったかという情報、存命か死亡しているか、死亡していれば、亡くなった年、死因、生前の職業、存命であれば、婚姻状況、子供の数、職業などの情報が重要です。家族は、本人と遺伝子を共有してい

ますので,家族の状況をたずねると,本人の遺伝傾向がある程度推測できます。また,「父とは10年間会っていない」「姉とは仲が悪いから,今何をしているか知らない」などといった,家族との葛藤についての情報も重要です。

　生活歴については,出生地,生育地,生育過程で友人がいたかといった情報が重要です。友人は,発病後の人生を支えるのに重要な役割を果たします。成績がよかったという患者さんもいますが,学歴はそれほど重要ではありません。というのは,中学や高校を卒業する時点で,筆記試験でどれだけの点数がとれるかで学歴が左右されてしまうからです。成績だけでなく,クラブ活動,ボランティア活動,アルバイトなどをどの程度こなせていたかが大切です。こういった活動を通して,対人関係の技術を身につけていれば,メンタル疾患発病後もうまく生活していける可能性が高くなります。結婚していれば,配偶者の年齢,職業の有無,健康状態が重要な情報です。

　職業歴については,仕事の内容,どういう仕事の時にうまくいっていたか,どういう仕事で問題があったかが重要です。職業上の困難が,ある仕事に限定されているならば,別な仕事を探せばよいのですが,いろいろな仕事で,同じ困難があったという場合には,本人の側の要因について検討しなければなりません。

　患者さんは,当然,治療に関するそれぞれの期待は持っています。あらかじめ,この期待について確認し,主治医として期待に応えられそうなこと,応えられそうもないことについて明確に説明することが大切です。こうすれば,患者さんは,「この主治医のところで治療を続けてよいかどうか」をあらかじめ判断でき,後になってから「期待外れであった」といったトラブルを避けることができます。

2. 家族や周囲の人からの情報収集,活動記録表を使った情報収集

　病状の改善が順調に進まない場合,本人が自分の状態をうまく医師に伝えられていない可能性があります。こういう場合は,家族や周囲の人からの情報収集,活動記録表を使った情報収集を試みる必要があります。

　家族や周囲の方に,本人の状態について気がついたことをメモしてもらい,本人

が受診するときに渡してもらいます。本人が言うこととメモに書いてあることを比較しながら確認すると，状態の正確な把握にとても役に立ちます。

また，患者さんが活動記録表を使って状態を報告してくれると，口頭での報告より，ずっと正確に患者さんの状態を把握することができます。活動記録表は，左の欄に1時間単位くらいで何をしたかを書いてもらい，右の欄にその時の状態を書いてもらいます。こうすると，患者さんの状態の流れがよくわかりますし，たとえば，夜更かし，過度の活動，不安定な生活リズムがあれば，改善を指示します。

3. 質問への回答

患者さんは病気に関していろいろな質問をします。質問に対しては，医学的な根拠をあげながら，かつわかりやすく説明してくれるのが，よい主治医と言えます。よくある質問と回答について，下に例をあげます。

Q1 メンタル疾患は遺伝するのですか？

A1 怪我以外の病気は，人間の体質によっておきるので，クリニックや病院に通っているほとんどすべての患者さんの病気は遺伝します——高血圧，心臓病，糖尿病，がんになりやすい体質，みんなです。病気には，遺伝による体質とその人がどういう生活を送っているかのという環境の両方が影響します。遺伝の影響の強さは，人によって違います。あなたにお子さんができたら，メンタル疾患になりにくいように，育て方に気をつけてあげた方がよいでしょう。それは，ほかの病気の場合と同じです。

Q2 薬は一生飲まなければいけないのですか？

A2 メンタル疾患の症状が出やすいあなたの体質自体は，現在の医療では変えられません。もし，あなたが，服薬せずに症状が出ないようにしたいのであれば，『生活リズムを規則正しく保つ』『対人関係を改善する』といった，薬物によらない治療のための努力を行わなければいけません。あなたの努力で，服

薬の必要性をどれくらい減らせるかは，治療の経過の中で一緒に検討しましょう。

　同じ質問を繰り返す患者さんも時には見られます。こういう人は，知的に説明が理解できないというよりは，「メンタル疾患を受け入れられない」という気持ちで，納得できない場合が多いようです。ですから，こういう場合は，「メンタル疾患の治療について，つらいことはありますか」と，「メンタル疾患を受け入れて治療しなければならないやるせなさ」について話し合って，「体調のコントロールは必要だが，コントロールできれば，きちんとした生活が送れますよ」と患者さんが希望を持てるように，励ますのがよい主治医と言えます。

Ⅶ　おわりに

　「主治医を変えた方がよい時」「よい主治医の見つけ方」「主治医の活用法：合同面談」「主治医への説明：本人のため，他の社員の健康のため」「望ましい診療の例」について述べました。患者さんや周囲の方が，よい主治医とそうでない主治医の見分け方を身につけていただくと，ご自分のためにも役に立ち，主治医へもよい刺激となって，患者さんがよりよい治療を受けるのに役立つと思います。

活動記録表

平成　　年　　月　　日　～　　月　　日
氏名＿＿＿＿＿＿＿＿＿＿＿＿

時間	月　日 月曜日		月　日 火曜日		月　日 水曜日		月　日 木曜日		月　日 金曜日		月　日 土曜日		月　日 日曜日	
	活動内容	状態	活動内容	状態	活動内容	状態	活動内容	状態	活動内容	状態	活動内容	状態	活動内容	状態
1:00														
2:00														
3:00														
4:00														
5:00														
6:00														
7:00														
8:00														
9:00														
10:00														
11:00														
12:00														
13:00														
14:00														
15:00														
16:00														
17:00														
18:00														
19:00														
20:00														
21:00														
22:00														
23:00														
0:00														

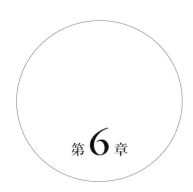

第6章

よい産業医の探し方

I よい医師とは

1. 一般的な「よい医師」

「よい医師」とは,一般的に言えば,臨床医の場合,専門領域の知識・技術が卓抜していること,科学的根拠に基づいた適切な診断,治療を行えること,病状や治療法についてわかりやすい説明をしてくれること,患者の立場に立って考えてくれること,どんなときでも平常心を失わないで物事に対処できることなどが条件としてあげられるでしょう。これらは,もちろん精神科医や心療内科医(以下精神科医等)にも当てはまります。

しかし,職場の健康管理にとって頼りになる医師となると,もう少し別の条件もつきそうです。ここでは,職場における心の健康問題の解決のために,適切な助言や指示を出してくれる医師の像を考えてみましょう。主治医と産業医とでは,少し異なると思われます。

2. 職場のメンタルヘルスと「よい医師」

まず,主治医についてはどうでしょうか。上述した事項に加えて,仕事と病気との関係,もう少し言えば,仕事が病気(あるいは健康)に与える影響(悪い面ばか

りでないことにも留意したいところです）や，健康問題の諸相が仕事に与える影響を具体的に考え，それらに関する助言を本人に与えてくれることがあげられます。職場からの問い合わせにも，本人の許可を取った上で，わかりやすく回答してくれるという要件を加えてもよいでしょう。

　ここで注意したいのは，通常主治医は，目の前の患者を守ることを重視する，あるいは患者の不利になることにはあまり手を貸そうとしない点です。患者が就業の継続を脅かされたり，職場の中で不利な状況に陥ったりするようなコメントは差し控える傾向があります。心の健康問題を持つ人は強い偏見や誤解の対象となってきた歴史があり，現在もそれがすっかり払拭されたとは言えないため，精神科医等には特にその傾向が強いと言えます。物わかりが悪いのではなく，精神医療に身を置く専門職としては，至極当然の姿勢です。

　職場のさまざまな面を考慮すると，一人の従業員に過度の配慮を要請することが，上司や同僚に大きな負担を強いて，結果的にその従業員のためにもならないという例は少なくありません。しかし，主治医が職場に出向いてその諸事情を事細かに聴き取り，確認することはまずありませんから，職場の実情を慮るよう求めるのには限界があります。

　他方，産業医の場合は，当該従業員のみならず，職場全体のことをも考慮した判断のもとに，わかりやすく現実的な助言をしてくれるといったことが，よい医師の主要条件としてあげられるでしょう。これは，職場にとっての「バランスのとれた対応」と言い換えることができます。

3. 事例性と産業医

　このあたりをもう少し詳しく説明するのに，「事例性」という概念を用います。職場の健康管理における事例性とは，心身の不調によって，言動や仕事ぶりにどのような変化がみられ，そのために本人にどのような不利益，問題が生じているかを意味します。さらに，周囲の人にどの程度影響が及んでいるのか，あるいはその不調が生じた過程にはどういった背景があるのかを含める場合もあります（廣，

2013）。

　事例性とよく対比される用語として，「疾病性」があります。疾病性とは，目の前の不調者に関する，診断名，重症度，治療の難しさといった，臨床領域で重視される事項を指します。

　事例性の大きさは，疾病性の重さと必ずしも比例しません。疾病性が同程度であっても，その従業員の職位や役割，業務内容などによって，職場にもたらされる影響度は随分異なるはずです。職場では，事例性を適切に見極めることが重要です。少し極端な言い方をすれば，従業員がどのような病気を持っていても（心の病気に限りません），持っている能力を十分発揮して仕事を遂行し，自分に与えられた役割を果たし，周囲にも特段の迷惑や気遣いの必要性を感じさせなければ，特に問題にはなりません（問題になってはならない場合さえあります）。

　産業医は職場の中で事例性を的確に評価し，疾病性については臨床医（主治医）と連携して情報を入手した上で，問題解決に注力することを求められますが，これは簡単なことではありません。その従業員の上司，人事担当者，また看護職がいる職場では，看護職とも協働して対応に当たる必要があります。ですから，産業医にはチームで仕事をするという意識も大切です。

　もう一つ産業医にとって重要なことがあります。それは，できるだけ多くの従業員と接して，彼らの健康状態，仕事の負荷，仕事に対する取り組み方，健康観，職業観，生活状況，さらには職場の組織体制，人事労務制度，指示命令系の特徴，各部部署の業務内容などを把握する姿勢です。

　これらは，企業の業種や風土などによっても異なりますが，産業医が不調をきたした職員を目の前にした時に，周囲からのずれ，さらには事例性全体をより正確に把握し，問題の収束に向けて適切な助言をするための重要な情報になるはずです。

　選任されている事業場において，診療室や健康管理室から出て従業員と接点を持とうとしない医師は，産業医には向いていないかもしれません。

II 企業の準備

1. メンタルヘルス指針

　2006年に厚生労働省は「労働者の心の健康の保持増進のための指針」（以下，メンタルヘルス指針と略します）を公表しました。この指針は，職場のメンタルヘルス対策の標準的な進め方をまとめたものです。その中では，事業者みずからがメンタルヘルスの問題に前向きに取り組む姿勢を示すとともに，現状を踏まえた計画を策定し，Plan-Do-Check-Actのいわゆる PDCA サイクルを回す形で，活動を推進すべきであると強調されています。この考え方は，安全衛生活動全般に適用でき，職場のメンタルヘルスにとっても，非常に重要です。

　産業医によい仕事をしてもらうためには，健康管理に関する組織づくりをする必要があります。事業場の規模が小さくても，小さいなりの体制を持たなくてはなりません。

2. 産業医とチーム

　どれほど知識が豊富な産業医でも，一人ではいい成果は出せません。職場の健康管理を熟知している医師は，仕事を引き受けるにあたって，自らの組織の中での位置づけ，ともに健康管理に取り組むチームの構成，それぞれの役割分担などを確認するでしょう。

　メンタルヘルス指針では，メンタルヘルス対策の実務的な核となる担当者（事業場内メンタルヘルス推進担当者）を選任することも勧めています。事業場内メンタルヘルス推進担当者は，産業医と二人三脚で，メンタルヘルス対策を推進する役割を担います。候補となる職種は，衛生管理者や看護職で，事業場のさまざまな事柄を把握していることが重要であるため，常勤が望ましいとされます。

　業種などにもよりますが，例えば職員400人くらいの事業場で，産業医の出務日が月に1，2回しか望めない場合には，看護職を雇用して，産業医とチームを組ん

でもらうのもよいでしょう。こうした看護職を，産業看護職と呼ぶことがあります。産業看護職も，産業医と同じような視点を持つことが望まれます。病院や医院などの医療機関に勤めた経験あるいは地域保健に従事した経験がいくら豊富でも，すぐ産業看護職としてよい仕事ができるとは限りません。産業看護職も，産業医と同様に，既述した「バランス」が求められます。

また，職場全体で心の健康問題に関する偏見や不適切な考え方を払拭するための取り組みを推進することも同様に重要です。これは，あらゆるメンタルヘルス対策の基盤となるものです。

3．産業医への謝礼

現実的な話になりますが，もう一つ忘れてはならないのは，産業医に対する謝礼です。職場の健康管理について，身を入れて一定の仕事をしてもらうのですから，いわゆる「盆暮れの挨拶」程度のもので済ますのは不適切です。専門家の活動には，その仕事に見合った対価を支払う必要があります。謝礼の高い医師だからといって，よい産業医活動をしてくれるとは限りません（ここが難しいところですけれど）が，あまりに低い謝礼では，それなりの水準の仕事しか期待できないと考えてください[注1]。

Ⅲ　職場における心の健康問題の対策をリードする産業医の探し方

1．産業医の要件

まず，職場のメンタルヘルス対策において産業医に求められる要件を，もう一度確認しましょう。精神障害の精緻な診断技術を持っているとか，きめの細かい薬物療法に長けている，などは必須事項ではありません。

そうではなく，病気で休業した職員が回復して職場復帰を希望してきたら，それ

が可能かどうかを客観的に評価し，どのような仕事ができるかを助言してくれる，仕事に影響がありそうな健康問題を早く発見し，適切な対応をしてくれる，健康に影響する職場の問題（職場環境）を的確に把握し，改善に向けた取り組みに関与してくれる，職員や部下を持つ管理職に健康に関して留意するための教育を行ってくれる，などが重要です。

さらに，計画の段階で，この職場にとってどのような対策を講じることが望ましいか，を提案してくれることも大切でしょう。これらについて，理想論だけでなく，実際にかかる手間や費用をも考慮しながら職場関係者と一緒に取り組んでくれる医師こそが産業医として望まれます。

また，職員が起こす健康障害は，心の病気に限りません。中高年齢層が多い職場では高血圧，糖尿病，高脂血症やそれを背景とする心臓病，脳卒中などが見られる可能性もあります。女性の多い職場では婦人科疾患も軽視できません。身体的負荷

注1）日本医師会産業保健委員会の報告書（2018年）によると，非専属産業医の報酬額（月額）は，以下のようになっている。

産業医基本報酬額（全体 1,201 人）

なし	137 人 (11.4%)
2万円未満	145 人 (12.1%)
2万円〜	188 人 (15.6%)
3万円〜	151 人 (12.6%)
4万円〜	136 人 (11.3%)
5万円〜	151 人 (12.6%)
6万円〜	140 人 (11.7%)
10万円〜	125 人 (10.4%)
無回答	28 人 (2.3%)

この金額は，地域，事業場（企業）の業種および規模，産業医の担当業務，経験年数等により大きく異なる。
※ストレスチェックや健康診断の実施，予防接種等の費用は含まない。
※労働安全衛生法の産業医業務には該当しないストレスチェックの実施者や共同実施者を，産業医として選任している医師が担当する場合の費用は，実施者の場合は20万円程度，共同実施者の場合は10万円程度が妥当と考えられる。
※ストレスチェックの面接指導の実施する場合は別途追加費用を必要とする。また，有害業務等への対応等の産業医業務の内容や，医師の産業医学の専門性に応じて基本報酬額に相当の加算を行うことが妥当と考えられる。
※支払い方法は，「医療法人の勤務医」の場合と「個人事業者である医師（開業医）」の場合で異なり，一般的に，「医療法人の勤務医」の場合は「福利厚生費」を勘定科目にし「医療法人のその他の医業収入」となるため，消費税の対象になり源泉徴収は不要とされている。「個人事業者である医師」の場合は「給与」を勘定科目にし医師個人の報酬になるため，所得税法上，原則として「給与収入」扱いになり，源泉徴収が必要とされている。

が大きい職場では,腰痛などが頻度の高い問題としてあげられます。このような健康問題への対策にも関わり,心の健康問題とのバランスのとれた対応ができることも条件と考えましょう。

漠然とではなく,このような具体的な産業医像を職場の経営層,人事担当者などが共有して,それに近い医師を探すことが,よい産業医を見つける第一歩です。

2. 規則から考える産業医の要件

次に,産業医として選任される要件(表1)を持つ精神科医を招聘してはどうかという点について,考えてみたいと思います。

精神科医の中には,職場に出向いて,心の病気で休業した職員の復職に関して意見を述べたり,心の健康問題に限定した相談の対応を行う医師がいます。こうした医師に対して,「精神科産業医」という表現が使われることがあります。「精神科産業医」は労働安全衛生法などの法規で規定されているものでも,行政が便宜的に使用している用語でもありません。

産業医の職務内容は,労働安全衛生規則第14条で表2のように規定されており,健康問題全般への関わりが求められていますから,既述した医師は,産業医としての職責すべてを果たしているとは言えません。そのため「精神科産業医」という呼称には議論があります。

しかし,表現はともかくとして,そうした役割を担う医師のニーズがあることは確かです。その場合に,精神科医に求められる事項は,「産業医像」に近いものとなるでしょう。精神科医は,心の病気に関して幅広く深い知識を有していますし,日頃外来診療などで,大勢の心の病気を持った人たちに治療や援助を行っています。したがって,治療についての相談には,他の医師よりも適切に対応できますから,ある企業が多くの社員のメンタルヘルスの問題を抱えて,そうした要望が多い場合には,臨床科として精神科や心療内科を専門とする産業医を探せるとよいでしょう。

しかし,職場の大多数を占める,目立った心の不調を持っていない人への対応に関しては,精神科医等が,必ずしも他の医師に比べ経験が豊富であるとは限らない

点には，注意が必要です。

　精神科医等を招聘する場合，産業医として選任する形と，他に選任している産業医のアドバイザーになってもらう形が考えられます。どちらにも一長一短はありますが，精神科医が表2の職務全般への関わりの経験がなく，それを拒む場合には，後者の形を薦めます。

　最近では，産業医を紹介する民間機関も見られますが，そうしたところを利用する場合にも，ここまで述べてきた点に注意してください。

表1　産業医の選任要件（労働安全衛生規則第14条第2項による規定）

①労働安全衛生法第13条第1項に規定する労働者の健康管理等を行うのに必要な医学に関する知識についての研修であつて厚生労働大臣の指定する者（法人に限る。）が行うものを修了した者（具体的には，厚生労働省告示第136号により，研修科目や実習時間などが定められている）

②産業医の養成等を行うことを目的とする医学の正規の課程を設置している産業医科大学その他の大学であつて厚生労働大臣が指定するものにおいて当該課程を修めて卒業した者であつて，その大学が行う実習を履修したもの（具体的には，厚生労働省告示第137条により，研修科目や実習時間などが定められている）

③労働衛生コンサルタント試験に合格した者で，その試験の区分が保健衛生であるもの

④学校教育法による大学において労働衛生に関する科目を担当する教授，准教授又は講師（常時勤務する者に限る。）の職にあり，又はあつた者

⑤前各号に掲げる者のほか，厚生労働大臣が定める者（現在は，なし）

表2　産業医の職務　（労働安全衛生規則第14条による規定）

- 労働安全衛生法第66条の8第1項に規定する面接指導および法第66条の9に規定する必要な措置の実施並びにこれらの結果に基づく労働者の健康を保持するための措置に関すること
- 法第66条の10第1項に規定する心理的な負担の程度を把握するための検査の実施並びに同条第三項に規定する面接指導の実施およびその結果に基づく労働者の健康を保持するための措置に関すること
- 作業環境の維持管理に関すること
- 作業の管理に関すること
- 前各号に掲げるもののほか，労働者の健康管理に関すること。
- 健康教育，健康相談その他労働者の健康の保持増進を図るための措置に関すること
- 衛生教育に関すること
- 労働者の健康障害の原因の調査および再発防止のための措置に関すること

Ⅳ 企業の健康管理がわかる精神科医(主治医)の探し方

1. 臨床医との連携

　従業員の心の健康問題を解決する上で，企業の健康管理に理解のある臨床医と連携をすることはきわめて大切です。頼りになる産業医がいても，心の健康問題を持つ従業員への対応方法（業務負荷の調整，配置転換など），休業者の職場復帰判定などについて，主治医に確認したいことは数多く生じます。

2. 精神科医の探し方

　そのような精神科医をどのように探せばよいでしょうか。もっともよい手掛かりは，学術学会です。現在，産業保健（職場の健康管理）に関する学会としては，日本産業衛生学会があり，特にメンタルヘルス面に特化した研究報告や議論の場として，日本産業精神保健学会，日本産業ストレス学会があります。精神科医でありながら，こうした学会に入会し，シンポジストを担当したり，積極的に研究発表をしたりしている医師は，産業保健にも一定の知識や理解があると考えられます。

　ただ，一般の人にはそうした情報の入手は困難であると思いますので，これらの学会に入会していないまでも，表1に示した産業医の選任要件を満たす，たとえば日本医師会の認定産業医の資格を有していることも，目安の一つとすればよいでしょう。この資格を取得するためには，一定の産業保健に関する研修を履修する必要がありますし，また取得した医師の多くは5年おきの更新のために研修を継続的に受講しています。ですから，この資格を有していれば，職場の健康管理について一定水準の理解があると考えられます。

　もっとも，よい精神科医が探せたとしても，心の健康問題が疑われる従業員や，すでに別の主治医にかかっている従業員にその精神科医への受診を強制することは不適切です。少なくとも，2名以上の精神科医や心療内科医（2カ所以上の医療機関）を

紹介し，本人に選択させるべきです。他の医療機関を受診したいと言われたら，それを認めるのがよいでしょう。特定の精神科医精神科医や心療内科医を指定してそこへの受診を強要してしまうと，（本人にとってよかれと思った判断であっても）治療が難航したり，回復が期待通りに進まなかった場合，トラブルとなる可能性があります。

V 地域のセンターの利用の仕方
（産業保健総合支援センター，地域産業保健センター）

　各都道府県には，産業保健総合支援センターという，産業保健活動に関する相談，研修，情報提供などを無料で行っている機関があります。産業保健のさまざまな領域に精通した相談員が在籍（ほとんどは非常勤ですが）し，メンタルヘルスの問題に詳しい専門家もいます。産業医を探す相談に乗ってくれたり，職場の健康管理に理解のある精神科医や心療内科医のリストを作成したりしているところもありますので，一度は連絡を取ってみることをお勧めします。

　しかし，産業保健総合支援センターは，各都道府県に1カ所だけの設置になっていますので，職場の所在地によっては，アクセスが難しいところもあるでしょう。電話やe-mailでも対応してくれますが，直接出向いて相談したい場合には不便かもしれません。それよりもう少し身近な機関として，地域産業保健センター（産業保健総合支援センター地域窓口）があります。原則として，労働者数50人未満の小規模事業場をサービスの対象としており，地域によって活動実績に差も見られますが，困ったことがあれば問い合わせてみるとよいでしょう。相談できる産業医を探すには，その他に，地区医師会などに問い合わせるのもよいでしょう。

　また，民間のメンタルヘルスサービス機関も，医師等の派遣による個別相談，教育研修，職場環境改善の支援などを行っています。機関によって，サービスの項目や質に大きな差がありますので，契約する場合には目的を明確にして，それに合った機関を慎重に選びましょう。

Ⅵ 主治医や産業医への相談の方法，連携の行い方

1. 主治医と職場との情報交換

　心の健康に関する問題の場合，身体面の問題よりも，職場での対応法がわかりづらい傾向があります。したがって，職場関係者としては，主治医から何とかそのヒントとなる事項を聞き出したいと願うのは無理のないことです。

　しかし，主治医から職場に必要な情報を一方的に入手しようとする姿勢はあまり適切とは言えません。主治医と職場との情報交換は，双方向性であるべきです。つまり，職場での対応に必要な情報を一方的に主治医から得ようとするだけでなく，職場からも主治医に情報を提供し，診療や職場に提出してもらう意見の作成に役立ててもらうのです。「Ⅰ」でまとめたようなよい医師が身近に確保できたとしても，職場側が不適切な接触，要請などを行うと，良好な関係が築けず，職場内での問題解決につながらない可能性が高くなります。

2. 主治医と職場との連携

　主治医と職場との連携における留意点を表 3 にまとめました（廣，2016）。主治医に対して意見を求める場合，書面による方法と職場関係者が直接主治医のもとを訪問する方法があります。電子メールによるやりとりは，まだ一般的ではなく，あまりお勧めできません。また，連携は医療・保健の専門職同士の方が円滑に進みます。

3. 産業医に意見を求める留意点

　産業医に意見を求める際には，以下の点に留意したいところです。

　まず，既述したように産業医は職場のさまざまなことを把握していることが理想ですが，大半の産業医は，現実にはそれが容易に可能となるほど事業場にいるわけではないので，日頃から少しずつでも職場の内情を伝えるようにしておきましょう。

表3. 主治医との情報交換の方法

一般的事項

　精神障害では，事例によっては，診断が確定していない場合がある．信頼関係を深めるためには，主治医から得た情報をどのように活用したか，簡単な報告書を作成して，受診時に，本人から主治医手渡してもらうとよい．

書面問い合わせ，直接面談に共通する事項
1. 本人から，「自分の処遇について職場に配慮を依頼しているので，自分の病状について職場と情報共有してほしい」と，主治医に依頼，同意を伝達してもらう．
2. 職場側の責任者（産業医，社会保険労務士等），職場の状況（業務内容，規模，管理体制など），職場の諸制度（休業，復職，就業制限に関するルールなど），本人の状況（職務内容，過去および現在の職場適応状況など），職場で対応，配慮できること，できないことを知らせる
3. 主治医から得た情報を職場内で誰が知るのか，どう活用するのかを知らせ，その他については個人情報が保護されることを確約する
4. 本人との情報共有を原則とする――医師の診療については，本人から情報開示の請求があればそれに応じなければならない，「本人には内緒で，この情報を伝えたい．あとは，医師が裁量して対応してほしい」といった要請には，基本的に医師は応じられない．
5. 謝礼を用意する[注2]

書面問い合わせに関する事項

6. 問い合わせる情報は，原則的に，復職の可否，就業面の配慮に絞る．症状の推移などその他の情報を求める場合は，該当の情報が処遇上重要である理由を知らせる．
7. 情報提供書のフォーマットを用意する場合は，復職の可否，就業面の配慮については選択式とし，他の症状の推移などについては自由記入の形式とする
8. 書面で情報提供を依頼する場合，情報提供書に1週間程度を見込む

直接面談する場合

9. 面談前に，主治医に質問したい内容をあらかじめ伝えておく
10. 面談時間は，30分程度を上限とする

注2）
書面回答の場合でも，面談の場合でも，医師が回答に要する時間は，おおむね30分と考えられる．平成26年改定の診療報酬でいうと，医師は患者を5分診察すると約4,700円の収入があり，30分に換算すると28,000円になる．問い合わせ内容の複雑さにもよるが，謝礼は20,000〜30,000円が妥当ではないかと考えられる．（秋山剛）

廣（2016）による表を一部改変

そういった取り組みが，不調例が起きた時にも適切な意見を得ることにつながります。職場巡視や衛生委員会の機会に，就業員と接する機会を多く作るのも有効でしょう。また，職場に社会保険労務士がいる場合は，こういった産業医の活動に同席するとよいでしょう。

　次に，人事労務管理部署や上司が行うべき事項を産業医に要請しないことです。たとえば，復職の可否についての判定は，もちろん，産業医の意見を参考にすべきですが，最終的には人事労務管理部署が行う事項です。ハラスメント問題についても同様です。ハラスメントは心の健康問題の原因となったり，結果となったりすることから，相談窓口や啓発教育は健康管理部署が担当となりがちですが，本来，健康問題との関係にかかわらず職場内であってはならないことです。それが健康問題にすり替えられると，問題の本質が見失われる可能性もあります。健康管理部署は，後方支援といった位置づけのほうが望ましいと考えられます。そのような事項を産業医に押し付けると，業務に対して後ろ向きになる可能性があります。あらかじめ，各職種の役割を明確にしておきましょう。

文　献

廣尚典（2013）要説産業精神保健．診断と治療社．
廣尚典（2016）企業における主治医と産業医等の連携についての課題に関する研究．労働者の治療過程における，主治医と産業医等の連携強化の方策とその効果に関する調査研究（労災疾病臨床研究事業）平成27年度総括・分担研究報告書（研究代表者　黒木宣夫）．pp.253-275.

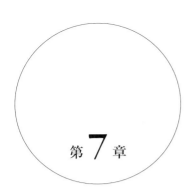

第7章

社会保険労務士の活動の実例

事例1　【休職者への対応】

会社概要　美容・化粧品雑貨卸売業　従業員数：150名（内非正規雇用　80名）
　　　　　　平均年齢：40代
　　　　　　産業医選任はあるものの活動なし
事　　例　営業員の『適応障害』から休職の対応
顧問社労士　なし（この事例で相談された）
状況・経過

■ 営業員の仕事

　営業員田中義男（仮名）（38歳）在籍5年で同じ業界から中途採用された。卸売業なので、担当の小売店・量販店を回って、店頭の在庫の確認をして、商品の補充注文を受けたり、新製品の紹介・受注を行う。

　得意先からの注文を社内に流し、社内の受注センターでは商品センターへの出荷指図をして、商品センターから得意先小売店等に出荷される。商品の受注から出荷までには、社内ルールがあり、時間によって締め切られ作業が進行する。

　田中は、担当得意先の要望に応じて、あるいは自己満足なのか、そのルールを頻繁に無視し、受注センターや商品センターに例外処理を強要していた。

　その点について、上司から、また受注センター、商品センターの責任者から注意を受け、社内のルールを守らないと出荷が滞り、他の得意先の迷惑になり、また例

外処理をすることにより，従業員の残業が増えるので，例外処理は最低限に抑えるよう再三注意を受けていた。

■ 休職に至る経過

　田中は注意・要望について，自分だけ例外を認めないのはおかしい，得意先へのサービスがなぜいけないのかなど，不平不満を述べるようになった。上司や，出荷に関わる従業員が再三ルールについて説明し，またまったく例外処理を認めないわけではないが，毎日はできない旨の説明をしたが，納得しなかった。

　田中はその頃から，遅刻・早退をするようになり，体調不良の有給取得が増えた。

　会社は，職場の異動を考え，営業が無理なら内勤の仕事はどうかと提案し，本人も了承した。営業の経験から商品知識を期待し，受注センターに異動した。

　しかし，田中は受注センターでもルールが守れず，元得意先からの注文を例外処理し，全出荷を止めたりした。また，仕入先へ勝手に出掛け，田中の受けた注文について仕入先の事務員に食って掛かり，恐怖を与えた。

■ 休職中の状況

　会社が田中の対応に苦慮していた頃，突然「適応障害」の診断書を提出，休職に入った。

　休職中，田中の近所に住む同僚によると，日曜日はパチンコ，夕方は妻・子どもと外食。また，アミューズメントパークでもはしゃいでいたことを見ている。

　また，休職中に妻が妊娠，出産した。

　会社は，休職中何度か田中に連絡をし，了承を得て主治医に状況を確認した。主治医は出勤可能との判断だったが，田中は会社の最寄の駅の改札が出られない，また，段々自宅からも出られなくなったとの返答だった。

■ 相談を受けてからの対応

　休職が1年を超える頃，会社の前まで出勤できるようになったので，復職したい

旨の連絡があり，会社から私に相談があった。

　まずは主治医に確認の上，短時間勤務から始めようと田中に提案するようにと助言したが，田中はフルタイムで勤務したいと言い，意思が固かったので，田中の希望通り復職させた。

　しかし，勤務が始まっても，復帰前と同じで，欠勤が頻繁で遅刻も多く，昼を過ぎると，体調が悪いと早退した。

　その頃，休みを取りながらハローワークのリワークプログラムを受けた。ハローワークの担当者から，今の会社を辞めずに勤務するようアドバイスを受けていたために，通うのがつらいと言いながらも退職をしようとは思わなかったようである。

　会社に対する不平不満，個人的な事情，同僚に対する苦情など，毎日のように上司等に訴え，そのため周囲の従業員は仕事にならず，人事スタッフも巻き込んで，相当な数の従業員が振り回された。

　そんなに不満がある会社に，今後定年まで勤めるのは田中自身にとって不幸ではないか。通うのさえつらいのであれば，一層勤務先を変えてはどうか，まだ社会人として25年もあるのだからと，会社から転職を勧告。希望があれば，就職支援企業への登録・紹介等，費用の負担と，6カ月の就職活動期間（有給）を申し出るが拒否し，退職願を提出して，退職した。

社労士として

　診断書が提出されてから，退職まで約2年。会社の方から依頼があり，1年6カ月の傷病手当金の手続きを申請し，田中は受給した。いわゆる新型うつなのだろうか，会社以外では普通の生活が送れるが，会社に通うことを考えると，出掛けられなくなる。

　会社としては，傷病手当金の受給，主治医へ確認をしながら復帰のための慣らし勤務，職種の変更など，手を尽くした感はあり，これ以上のことは思いつかなかった。

秋山解説

　田中さんには，「例外処理を強要する」「得意先へのサービスがなぜいけないのか不平不満を述べる」「受注センターでもルールが守れない」など，常識を理解できず，他人と協調できない面があるようです。休職中に，パチンコをしたり，アミューズメントパークでもはしゃいでいたりします。このように，他責的で，仕事のストレスがなくなると途端に元気になる「うつ」が「新型うつ」「現代型うつ」と呼ばれることがあります。

　医学的には，こういう人は，軽度の発達障害的な傾向をもっている場合が多いのです（軽度の発達障害的な傾向については，本書の第3章で詳しく説明しています）。例外処理の強要については，通常の手順を明確に理解できていなかった可能性があります。昼を過ぎると体調が悪くなっていたことには，感覚の過敏が関係していたのかもしれません。自分の思い込みで行動することが他の従業員の迷惑になることについては，本人なりの思いをよく聞いた上で，より適応的な行動をとるようにアドバイスすると，行動が改善することがあります。田中さんの場合は，最後までこのことが理解できなかったようなので，退職はやむを得なかったと思います。

　退職後，発達障害の傾向がある人を支援する資源につながっていればよいのですが……。

事例2　【うつ病から復帰】

会社概要　製造業　従業員数：200名（内非正規雇用　80名）
　　　　　　平均年齢：40代
　　　　　　産業医選任はあるものの活動なし

事　　例　営業員　鈴木由美（仮名）（24歳）在籍2年　うつ病からの復帰

顧問社労士　あり

状況・経過

■ 会社での仕事

　当該製造業は，日経新聞で学生の就職したい企業200社に入るほどの人気企業。従業員鈴木は，氷河期に正社員として採用された優秀な学生だった。鈴木の所属する営業部は，法人が得意先で，ノベルティーグッズや販促品などを提案・受注する部署である。相手の会社は一部上場企業が主で，オリジナル商品を製造するため，厳しい要求に応えなければならない。鈴木は，社内の製造担当者と共同してその要求を果たしていた。

　入社後，最初に当該営業部に配属され，期待の新人であった。真面目な性格から，遅くまで残って完璧な仕事をしようとしていた。製造担当の先輩などがフォローをしていたが，本人が納得しないと次に進めない，そんな仕事の仕方だった。

■ うつ病罹患までの経過

　大学生の時から，親元を離れ弟と同居していた。その弟が，うつ病を罹患し，その看病のため落ち込むことが多くなり，併せて仕事の量も増えていった。2年目の秋には，入社時のはつらつとした感じは消えて，髪を整えず，化粧もしたりしなかったりして出勤していた。

　会社のイベントの後，突然出勤できなくなった。

■ 復帰に向けて

　診断書の病名は「うつ病エピソード」であった。本人の希望で休職に入り，傷病手当金を受給した。

　休み始めて4カ月後，父親が上京した際に，人事担当者が面談した。会社としては復職してほしいので，弟との同居は避けられないのかを訊ねたところ，弟を実家に帰すための上京だった。まもなく，弟は帰省し，鈴木は一人暮らしになった。

　その2カ月後，主治医と面談した。徐々に復職できるだろうとの判断で，会社からは業務の負担について相談があり，徐々に慣らしていくことが良いとの話をした。会社は本人と相談して，週2日の勤務から始めた。その後，3日，4日と出勤を増やし，始業開始は10時ながら，週5日勤務ができるようになった。

　勤務する所属も，今までの営業からマーケティングに配置した。マーケティングは，外部との接触が少なく，先輩社員の指示の下，業務が行えるので，プレッシャーを回避できると判断した。

社労士として

　所属の変更，慣らし勤務，罹患家族との別居が功を奏して，休み始めて1年で完全復帰できた。

　また，鈴木個人としては，後に結婚するパートナーにも恵まれたことが，心の支えになったのではないかと，推察する。

　顧問社労士として，会社と相談しながら本人が復帰できたことに安堵した。

秋山解説

　鈴木さんは，「優秀」「まじめ」「完璧」を特徴とする，典型的なうつ病の診断であるようです。典型的なうつ病の人は，復職の経過がスムーズに進むことが多く，鈴木さんの場合も，うまく復職できてよかったですね。

事例3　【うつ病対応】

会社概要　雑貨製造業　従業員数：200名（内非正規雇用　80名）
　　　　　　平均年齢：40代
　　　　　　産業医選任はあるものの活動なし

事　　例　営業員山口洋子（25歳）在籍3年　うつ病への対応

顧問社労士　あり

状況・経過

■ 会社での仕事

　当該製造業は，女性向けの雑貨の製造・販売をしている。

　山口は同期入社8名と，当該製造業としては久しぶりの大量新卒採用の年に入社した。

　入社後の配属は，製造部で製品の企画，製造管理を行う部署であった。毎月，企画会議に出席し，新製品の企画が決定されると，担当する製品をチーム数名と共に，試作品の作成から，製造ラインの設定，発売までの業務を行った。製品によっては，韓国・中国・タイのメーカーと折衝しなければならなかった。スタッフは，英語は当然のこと，広東語や韓国語も使わなければならない。また，不測の事態が起きれば，たとえば生産ラインが遅れたりすれば，海外への出張もあった。

　山口は，英語については特に支障なく話せたが，その他の言語を会得することは困難そうであった。

■ うつ病に至る経過

　仕事の一部を任せられようになった頃，結婚式場の予約までしていた婚約者に，婚約を破棄された。それを機に，仕事中に涙ぐむようになり，時にはロッカールームで泣きじゃくったりしていた。周りは，不幸なことだったがその内落ち着くだろうと，静観していた。

　その直後，山口が一番頼りにしていた先輩が退職した。送別会で先輩に抱きつい

て泣いていた。その後，かなりの情緒不安定になっていった。

　診断書は「うつ病」と診断されたものが提出された。

■ 相談を受けてからの対応

　相談を受け，就業規則の休職規定を適用し休職期間に入り，傷病手当金の申請をして受給となった。

　学生時代は一人暮らしだったが，休職期間に入ってからは親元に戻った。しかし，厳格な父親と，地元のうわさに耐えられず，まもなく実家を飛び出して再び一人暮らしを始めた。

■ 退職へ

　休職期間が8カ月ほど経った頃，本人より退職の申出があり，理由は，結婚が決まったからということだった。学生時代からの知人で，婚約破棄のこともうつ病罹患の経過も話をした上でのことで，会社としても退職しても安心だと退職の申出を受理した。

　復職は叶わなかったが，その後結婚し出産し，幸福な生活を送っていて再度罹患することなく過ごしている。

秋山解説

　山口さんは，「婚約破棄になった」「婚約破棄で情緒不安定になった」「先輩が退職するときに抱きついて泣いていた」「父親との関係がよくない」「地元のうわさが耐えられない」など，対人関係への過敏性があり，影響を強く受ける一方，対人関係が必ずしもうまくないのではないかと思われます。

　休職中に，山口さんを優しく包んでくれる学生時代からの知人と婚約し，その後，結婚，出産して幸福な生活を送っているのはよかったですね。ただ，今後も対人関係への過敏さは続くかもしれません。

事例4　【残業から体調不良】

会 社 概 要　アウトソーシングの会社（A社）従業員100人
事　　　例　35歳の男性Bの残業から体調不良
顧問社労士　あり
状況・経過

■ 残業増加の経過

　35歳の男性Bは，社会保険を担当し，10社ほどの会社を受け持っていた。性格は几帳面で責任感が強く，頼まれたら断れず何でも仕事を引き受けてしまうところがあった。

　入社後，半年を経過したころから残業が目立ち始めた。昼間の行動は終始穏やかで，他の人に仕事のことで質問されたりすると丁寧に調べて対応したり，一緒に食事をしに行くなど仲間との関係は別段問題はなかった。会社の業務の性質上毎月定期的な繁忙時期があり，Bの残業はそれほど問題にはなっていなかった。

　A社は，社員の労務管理の一環として，入退出時のタイムカードの打刻と業務日報の入力を義務付けていた。

　その後，Bの退社時刻がだんだんと遅くなり，毎晩12時を過ぎるようになった。机の上は未完成の仕事のファイルが積上がっていた。

　上司は，仕事の進め方や，現在の状況，困っていることなど聞き取りを行おうとしたが，なかなか話してもらえなかった。産業医との面談でも，体調不良を訴えるでもなく，会社への不満を漏らすでもなく，大丈夫ですの一点張りであった。Bの不在時に，上司や同僚がファイルの中身を調べたが，相手の会社からの資料待ちなのか，こちらからの問い合わせができていないのか，仕事が停滞する理由がつかめなかった。

■ 相談を受けてからの対応

　会社はお客様への影響とBの健康を心配し，顧問社労士と相談して，人事担当者

と協議の上，Bが担当する会社数を減らそうとしたが，Bは，担当する仕事が減ることについて不満そうであった。

仕事の性質上，他の部門への配置転換もできないため，できるだけ負担を軽くすることを考え，Bの業務を支援するために単純作業を受け持つ補助のパートを1人付けた。

当初は2人で話し合い，機械的な入力をパートに頼むなどうまくやっているように見えたが，やがてパートにはほとんど仕事がまわってこなくなり，Bの残業はますます増えるばかりか会社に泊まる日も出てきた。

■ 退職へ

会社は顧問社労士と協議して，Bの家族に連絡を取った。すぐに両親がかけつけてくれたので，会社内でのBの状況を説明し，しばらく休養をとることと，医者への受診を勧めた。

強制的に仕事から離されたことにより，しばらく放心状態だったが，その後，Bから退職願が送られてきて休職制度を利用することなく，自己都合退職となった。

秋山解説

Bさんは，「几帳面で責任感が強い」「何でも仕事を引き受けてしまう」「不満を漏らすでもなく，大丈夫ですの一点張り」「やがてパートにはほとんど仕事をまわさなくなった」というように，業務に過剰適応して，抱え込んでしまうタイプのようです。

こういう人を病気にしないためには，予防のための社員研修が大切です。本書の，第1章「社内教育」，第8章「インターネットサイトの利用1」の章に予防のための社員研修の情報が載っています。こういうタイプの方には，「ストレスをコントロールするための，コミュニケーションの大切さ，コミュニケーションの取り方」を，よく学んでいただく必要があります。

事例5 【うつ病から退職】

会社概要 製造業，創業15年目　社長（男性）62歳
　　　　　　従業員50名（うち正社員20名）平均年齢45歳
事　　例 正社員の「うつ病」への対応
顧問社労士 なし（障害年金で関わりがあり，相談された）

状況・経過

■うつ病に至るいきさつ

　正社員のAが，ある日突然出社できなくなった。実は，Aはあるメンタルクリニックで「うつ病」と診断されていたが，そのことを会社に報告することなく，その後も出社を続けていた。突然出社できなくなる前の数カ月は体調が思わしくなく，無理をして元気に振舞っていたことが，後になってわかった。

　突然出社できなくなった後，一切出社できない日が続いた。

■Aの職場での状況

　正社員の中でも現場経験が長く，リーダー役となっていたAが休んだことで，社内の結束力は乱れ，コミュニケーションもうまくとれない状態になった。

　Aに負担がかかっていた一方で，ほかの常勤スタッフからは，Aだけが会社から評価されていることに不満と不公平感があったことを，社長はAが休み始めてから知ることとなった。

■相談を受けてからの対応

　もともと障害年金の関係で，交流があったが，この時点で社内の労務管理についても相談があった。

　就業規則について確認したところ，就業規則はなく，休職規定についても取決めはなかった。とりあえずその後の様子をみることにしていたが，3カ月程経ったところで，通院している主治医から就業可能と診断書が出たため，多少無理をしてAは復職した。

まず，短時間勤務として，業務の負担を軽くするなかで慣らしていく方向での出社となった。しかし，Aが会社の配慮にこたえようと取り組んだため，負担が高まり，しばらくは頑張って出勤してはいたが，2カ月ほどしたところで再度出社できなくなった。しばらくの間休むことが予想されたため，傷病手当金の申請をすることをアドバイスし，それに従い傷病手当金を受けることになった。

《社労士としての対応》
　Aは現在も傷病手当金を受給しながら欠勤中である。再度復職する際には，復職支援の整ったリワークプログラムを利用して，体調と心身を整えて復職するよう勧める予定である。一方で，長期間にわたる休職は，会社としての経営状態を考慮しての対応が必要である。結局，長い治療期間をかけることなく，結論をだすことを迫られて退職をせざるを得ない状況となるケースが多いと思われる。一刻も早いAの回復を祈らざるを得ない。

《秋山解説》
　Aさんには，「リーダー役」をとる積極性がある一方，「Aさんだけが会社から評価されていることに不満と不公平感があった」というように，周囲の方と円満な人間関係がなかったようです。こういった人には，うつだけでなく，テンションがあがって，活動的だけれども，周囲の人に厳しくあたってしまう，軽い躁の状態が見られることがあります。もともとは，元気で能力もあるわけですが，病気になった後の復職時に，ペースよりも早めに仕事に取り組んでしまって，再度体調を崩してしまうことがあります。私たちのグループで，『「はたらく」を支える！職場×双極性障害』という本を，南山堂から出版しています。
　双極性障害の人は，体調に波があるのが特徴です。うつだけの人以上に，自分の体調の波に注意して，波のあがり始め，下がり始めで，早め早めに対応をするのが，体調コントロールのこつです。薬としても，抗うつ薬ではなく，気分安定薬という体調を安定させてくれる薬を服薬していただきます。

事例６　【治療と仕事の両立支援への取組み】

会 社 概 要　レストラン（個人経営の飲食店）　産業保健スタッフ なし
　　　　　　　従業員数：10人（うち非正規雇用8人）平均年齢：30代
　　　　　　　店長　A子（母，創業者妻，60歳）
　　　　　　　常勤スタッフ　B子（長女，38歳）
事　　　例　従業員の治療と仕事の両立支援への取組み（けがとメンタル不調）
顧問社労士　なし（相談会で相談，そのまま依頼される）

状況・経過

■店長のケガと3人の欠勤

　治療と仕事の両立支援に取り組まなくてはいけない理由
- けがをして入院した店長　A子（母，創業者妻，60歳）
- メンタル不調で通院中のH子（25歳）
- メンタル不調で通院中のI子（29歳）
- メンタル不調で休職中のJ男（35歳）

　このレストランは，地元で人気の定食屋兼喫茶店である。A子の亡夫が創業し，夫が亡くなってからはA子が店長となり，最近数年間は娘のB子も経営に携わっていた。従業員10人のうち，店長の娘B子を除いて全員パート・アルバイトである。シフトの希望が通らないなど不満を持つ人も多く，メンタルを中心に病気療養中の者が4人いる。女性中心の職場で，不平不満の聞き役であった調理担当のJ男がメンタル不調で出勤できなくなった。

　J男が復帰するまでの間，店長のA子が調理場を一人で守っていたが，階段で足を踏み外して骨折し，しばらく入院することとなった。調理場はもちろんのこと，お店を続けていけるかB子一人に託されることとなった。

　顧問社労士はいないので，B子は誰に相談すればよいのかわからず，地元市役所の市民相談や，商工会の経営者相談会に予約を入れた。

調理ができないので，定食メニューは休みとし，喫茶店のみの営業とした。ランチメニューがないことから，客足にも影響が出てきた。この状況をどのように乗り切っていけばよいだろうか。

■ 店長の娘が店を守る
　STEP 1　B子は，従業員を個別に呼んで，現状説明と従業員が普段から思っていることを話してもらう時間を持った。調理を希望する人を募りたいと始めた面談だったが，結果としてメンタル不調が多い原因について知る機会となった。
　⇒　店長のA子の人望は厚かったが，自分自身は従業員についていきたいと思われる上司ではないこと，従業員のメンタル不調の原因の一部が自分であったことをB子は知ることとなった。

相談を受けた社労士の対応
　STEP 2　B子は，父親が創業した店を大事に思っていたので，調理場を担当する人が休んでいるけれども，従業員に一緒に頑張ってほしいと頭を下げた。
　⇒　商工会の相談会で対応した社労士が信頼できそうだったので，今後もアドバイスをいただきたいと依頼した。
　社労士は，まず，公平で透明性の高い労務管理の第一歩として，従業員の希望を取り入れたシフト表つくりを提案した。同時に，職場のルール作りが必要だと伝えた。

　STEP 3　メンタル不調で欠勤中のJ男から，体力的には職場復帰が近そうだと連絡が入る。そこで，社労士からのアドバイスにより，「職場復帰の可否等について主治医の意見を求める際の様式」を渡して，主治医からの意見を聴きたいと伝えた。
　⇒　J男は，診察の時に復職への不安と焦りを相談したところ，主治医から「職場に復帰する前に市内のクリニックにある「リワークプログラム」に通ってみませ

んか。」と言われた。

　週3～5日，平日の朝から夕方まで通所し，職場復帰に備えるプログラムだという。主治医から予約を入れてもらって，リワークプログラムの担当の医師の診断を受けた。医療保険が適用となるため，金銭的負担もそれほどないことから来週から通所することにした。

STEP 4　3カ月間リワークプログラムに通ったことで，J男は無理なく職場に復帰することができた。
　⇒　けがが少し回復していたA子は，主治医から指示された配慮事項に従って，当初はランチタイムのみの短時間勤務で復帰することにした。社労士によると，他の疾患から復職する際にも「短時間勤務」からスタートすることは一般的だという。
　調理担当が戻り定食メニューを復活させることができ，少しずつお客さんが戻ってきた。A子は社労士に就業規則の作成を依頼し，また社労士からのアドバイスにより従業員全員に文書で雇用契約書を作成し，渡した。

STEP 5　B子は社労士と一緒に，改めてメンタル不調で通院中のH子とI子の話を聞くことにした。接客が得意なH子とI子が辞めるのは避けたいと思っていたからである。
　⇒　H子とI子は，シフトに希望を聞いてもらえるようになったことと，J男が戻ってきたことで，大分明るくなっていた。店長のA子も復帰することができ，何よりB子が自分たちのことを気にかけてくれていることがわかったので，もう少しこの店で頑張っていこうと思うようになった。

《秋山解説》

　B子さんは，母のA子さんのような人望はなかったようですが，もともと父親が創業したお店を大事に思っており，「経営者相談会に予約を入れた」「社労士のアドバイスを受け入れた」「従業員に一緒に頑張ってほしいと頭を下げた」など，危機にあたって，経営者として取るべき行動を取っています。また，従業員も，B子さんへの不満を率直に伝えているようなので，ある程度の信頼感があったのかもしれません。

　J男さんは，リワークプログラムの後無事に復職されているようですし，お店は危機の前より，かえってよい状況になっているようにも思えます。公平で透明性の高い労務管理は大切ですね。

事例 7 　【メンタル疾患とその対応】

会 社 概 要 　○○株式会社，従業員約 500 名，某家電部品製造会社のグループ会社
事　　　例 　業務部所属の男性社員 F は 33 歳でメンタル疾患持ち
　　　　　　　業務部（計 6 名）　部長 A，課長 B，社員 4 名の計 6 名で構成
　　　　　　　部長 A50 歳　課長 B42 歳
　　　　　　　女性社員 C33 歳
　　　　　　　男性社員 D35 歳　E28 歳　F33 歳
　　　　　　　IT 企画部　　男性社員 G45 歳
顧問社労士 　なし（スポット契約で受けた仕事である）

状況・経過

■ 社員 F のうつ病発症までのいきさつ

　もともと F は IT 企画部所属で入社した。IT 企画部には，勤務 15 年になるベテラン社員 G が所属しており，F の指導係には G が就いた。日にちが経つにつれ，意味もなく怒られる，仕事を与えてもらえない，教えてもらえない等，G から F に対するパワハラが目立つようになった。IT 企画部長が G に注意喚起するものの，F への態度が軟化することはなく，半年を越えた頃 F はうつ病を発症。本人の希望により労災ではなく当分の間（結果として 8 カ月）私傷病休職（傷病手当金受給）をすることとなった。

■ 私が相談を受けるまでの対策

STEP 1　私傷病休職終了時，人事部が思案したのは，F の復帰部署であった。たまたま業務部に退職者が出て新入社員採用を検討していた事もあり，F 本人と話し合いをし，まずは IT 企画部ではなく，業務部所属としてスタートすることとなった。IT スキルがあるため，タイミングを見て，将来 IT 企画部へ異動することも視野にいれつつ，業務部全般の補佐という位置づけとした。

STEP 2　まずは，週4日，1日6時間の時短勤務での復帰とした。定期的に通院をし，その結果を業務部メンバー全員と共有しながら，3カ月が過ぎた。途中，注意力欠如からのミスはたまにあったが，他のメンバーでカバーできる程度のものであり，本人の希望，医師からの診断書を基に，復帰4カ月目より，フルタイム（週5日，1日8時間）での勤務に切り替えることになった。

STEP 3　フルタイムに戻して1カ月経過したころから，Fの様子がおかしくなってきた。欠勤・遅刻が多い，集中力がすぐになくなり，業務中にもかかわらず会社のパソコンや自分のスマホで動画サイトを観る，簡易な業務でも負担になり急に席をはずす，といったものだった。その負担は主に社員D,Eにかかっており，D,Eとも元気がなくなっていった。部長A，課長BはFと面談を行った。被害者意識によるストレス過多で情緒不安定になっており，このままフルタイムで仕事をしていると，周りだけでなくF本人の心身にも影響がでると判断した（会社としての安全配慮義務も懸念されるところであった）。

STEP 4　後日，部長A，課長Bは，人事部社員と共に，F，Fの主治医と5人で話し合いを設け，再度休職もしくは時短勤務に戻す提案をしたが，主治医は，このままフルタイムでも問題ない病状であり，まだ業務に慣れていないだけだと主張し，Fも現状を維持しながら頑張りたい，という意向を強く示したため，フルタイムのまま様子をみることになった（Fは，月々の給与の減少や休職期間満了による自然退職を懸念していたようである）。

STEP 5　さらに3カ月半が過ぎたころ，Dが退職を申し出てきた。Fのフォローに追われ，予想以上に大変になったこと，フォローをしていてもFから文句を言われてしまうことが原因だった（最後まで理由は不明であったが，なぜかDに対するFの当たりが強かった）。部長Aも課長BもD,Eに負担をかけていることは理解していながらも，Fへの対応に重点を置いてしまっていた。

この時点で，人事部社員より私に相談が来た。

■私が相談を受けてからの対策

STEP 6 メンタル疾患者の多くは一見，言動が普通なため，周りが病気について軽視しがちである。しかし実際には，専門家でないとバイオリズムがつかみにくく判断が難しい病気である。良い日が続いた後，急に悪化することもある。本人に悪気が無くても，周囲がその気分の高低差に動揺し，対応を誤らないようにするためにも，まずは共に働く社員が，病気のことをよく理解する必要があると考え，会社に対してセミナーや事例を紹介し，社員教育をするよう勧めた。さらには，Fのフォローにまわる D，E と面談を繰り返す等，彼らに対するメンタルフォローもしていく必要があることを伝えた。

STEP 7 有期契約（1年・更新なし）でパートを一人採用し，取り急ぎD,Eの負担を抑え，その間，Fにはフルタイムのまま，今よりさらに簡易的な業務を割り当て，少しずつ体を慣らしてもらうことにした。併せて，Fの言動から自信の無さを顕著に感じたため，定期的にF，主治医，産業医と話し合いながら，Fが仕事面で自信を回復できるよう，都度，任せる業務の思案を繰り返してもらった。

STEP 8 パートを雇ったことでD，Eの業務の負担は軽くなり，一時期は状況が良くなった。しかし，DはFから受ける誹謗中傷に堪えられず，結局会社を退職してしまった。その後Dの後任を採用し，徐々に業務をまわせるようになっていった。Fは体調に合わせながら，補助業務に携わる日々が続く。欠勤・遅刻は以前よりは格段に少なくなった。

■反省点

Dは，Eを初め，他社員からの人望も厚く，FもDとであれば業務継続できるのではないか，というのが会社の考えだったようだが，思いがけずDの退職に繋

がってしまった。Dへのフォローが足りず，会社としては大切な人材を失ってしまったことが非常に悔やまれる。ゆえに，この教訓を活かすためには，病気に対する知識をメンタル疾患者以外の社員にしっかり周知教育すること，さらには特にメンタル疾患者と共に仕事をする人への，上司・産業医等からのメンタルフォローも必須と感じる。

■ IT企画部における対策

　Fが業務部に復帰した後，IT企画部の後任として中途採用社員が配属された。指導係はベテランGである。中途社員は3カ月ほど経過してから欠勤・遅刻が目立ち，表情も暗くなっていった。IT企画部長が中途社員に事実確認をしても，特に問題ないという返答のみである。原因がどちらにあるかわからないが，Fだけでなく，中途社員も休みがちになっている状況を見ると，中途社員はGを恐れて真実を言えないのかもしれないと考え，試しに指導係を他社員に変更し様子をみるようアドバイスした。

　⇒中途社員は，指導係変更後，欠勤・遅刻が徐々に減っていき，1カ月後には全くなくなった。表情も以前より明るくなった。業務にも慣れ，ミスもほぼない。

《社労士として》

　メンタル疾患者は，もともと業務遂行能力はあるはずなのだが，根底にある自信の無さから，過剰に物事に反応して情緒不安定になるため，仕事に支障が出たり周囲に影響が出たりするケースが多いと感じる。復帰後，本来の能力を取り戻すためには，初めは簡単なルーティン業務で仕事に対する自信をつけ，本人の調子を見ながら，徐々に業務を見直していく必要があると思った。あくまでも焦らず長期的な視点での回復を目指すべきだと考える。

　また，メンタル疾患者が出た場合，その後継続して疾患者を出さないためにも，問題の原因を探り，根本解決を目指すことが大切である。

《秋山解説》

　この事例の一つ目のポイントは，Ｇさんのパワハラであるように思われます。Ｆさんだけでなく，中途採用社員もメンタル不調になりかかっていますので，今後，Ｇさんは指導係からはずすべきでしょう。

　二つ目のポイントは，STEP4で，Ｆさんが不十分な体調のまま仕事に戻り，負担がＤさんにかかってしまったことです。復職するときの状態は，職場復帰準備性評価シート，復職後の状態は，体調管理シート，業務状況シートを使うと，より客観的に把握することができます。シートで得られたより具体的な情報に基づいて話し合えば，Ｆさんに無理な業務を思いとどまらせ，Ｄさんの退職を防げたかもしれません。

　三つ目のポイントは，ＦさんのＤさんに対する当たり，文句，誹謗中傷です。これは，典型的なうつ病ではみられない行動です。「業務中にもかかわらず会社のパソコンや自分のスマホで動画サイトを観る」「被害者意識によるストレス過多で情緒不安定」という状態もあり，Ｆさんには，軽度の発達障害的な傾向があったのかもしれません。軽度の発達障害の傾向のことは，事例1のところで，少し解説しました。

　反省点のところに，「病気に対する知識をメンタルヘルス疾患者以外の社員に周知教育すること」が書かれています。ただ，具体的な対応を行うには，一般的な知識だけでは足りず，個々の人の状態に関する情報が必要です。メンタルヘルスは，プライバシー性が高い情報ですから，同僚への説明は，本人自身にしてもらうのが一番無難です。メンタルヘルス不調の社員に，「まわりの人に協力，支援してもらいたければ，自分の不調について説明してはどうか」と提案するのがよいと思います。間違えても，本人の同意を確認せず，メンタルヘルス不調に関する情報を他の社員に漏らしてはいけません。本人から話してもらうのが，一番安全です。

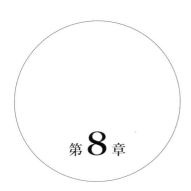

第 **8** 章

インターネットサイトの利用 1

I インターネットを使ったメンタルヘルス対策とは何か

　働く人を対象としたインターネットによるストレスマネジメントやうつ病予防対策は，2010年代に入ってから急激に増加しています。働く人のメンタルヘルスに対するインターネットを使ったプログラムの効果について，研究論文24編から以下の4点がわかりました（表1）。

1．うつ症状やストレスの改善に効果がある

　インターネットを使ったプログラムは，休業した労働者の復職率や仕事の適応の改善に効果があったという報告もあります。しかし一番よくわかっている効果は，うつ症状やストレスの改善です。

表1　働く人を対象としたインターネットを使ったプログラムの効果

1. うつ症状やストレスの改善に効果がある
2. 健康な働く人のいきいき感を高める研究が増えている
3. 効果の持続はおよそ3〜6カ月程度期待できる
4. 認知行動療法に基づくプログラムが有効である

2. 健康な働く人のいきいき感を高める研究が増えている

仕事へのいきいき感（ワーク・エンゲイジメント）やウェルビーイング[注]，仕事のパフォーマンスなどといった，ポジティブな指標の向上についての効果も報告されています。働く人がより元気にいきいきと，充実して働くことができるようにポジティブなメンタルヘルスを目的としたインターネットを使ったプログラムが増えています。

3. 効果の持続はおよそ3～6カ月程度期待できる

インターネットによるストレスマネジメントを受けた後，効果はどれくらい続くのでしょう。インターネットによるプログラムの効果は少なくとも3～6カ月程度は期待できることがわかっています。それより長い期間，効果を得るためには復習してもらうとよいでしょう。

4. 認知行動療法に基づくプログラムが有効である

認知行動療法とは，やり方が定められたカウンセリングの一つでメンタルヘルス不調者のケアや，メンタルヘルス不調の予防等に効果があることが確認されています。認知行動療法では，自分の考え方のクセや行動パターンを理解し，考え方を柔軟にして，元気がでるように行動を変え，自分の力でストレスや問題に対処できるようになることが目標とされます。認知行動療法は，通常はカウンセラーとの対面の面談で行われますが，インターネットを通して提供されるプログラムでも，効果が確認されています。

働く人のこころの健康対応にインターネットを使ったメンタルヘルスプログラムを活用する場合には，そのプログラムに認知行動療法あるいは認知行動的アプローチが含まれていることがポイントになります。次に，著者らが開発した働く人向け

注1) 健康で身体的・精神的および社会的に良好な状態をウェルビーイングと言う。

のメンタルヘルスプログラムである,「こころの健康づくり応援サイト—うつめど。」と「仕事に役立つ！ メンタルヘルスシリーズ」について，その特徴と効果を解説します。また，その他に行政や民間企業が公開している無料で閲覧できる情報提供ウェブサイトをいくつか紹介します。

II 働く人のメンタルヘルス対策に活用できるインターネットプログラム

1. 情報提供ウェブサイトによるメンタルヘルス対策—「うつめど。」

「こころの健康づくり応援サイト UTSMeD－うつめど。(http://mental.m.u-tokyo.ac.jp/utsmed/)」は，うつ病とストレスに関する無料の情報提供サイトとして，著者らにより 2010 年に開発されました（Imamura et al., 2016）。特に，うつ病などですでに精神科クリニックなどを受診されている人に紹介していただくと，うつ症状の改善に役立つ効果が期待できます。

コンテンツには，うつ病に関する情報と，認知行動療法の 2 つが含まれています。うつ病について知識のない一般の働く人向けに，平易な日本語で記載されており，コンテンツは文章とイラストで作成されています。動画や音声などのマルチメディアは使用していないので，周りを気にせずどこでも閲覧できます。各コンテンツはトップページ（図 1）から内部リンクでつながっており，ユーザーは好きなコンテンツを自由に閲覧できます。「うつめど。」はインターネット環境があれば時間や場所を問わず利用可能で，ユーザー登録も不要です。

うつ病に関する情報としては，うつ病の症状，診断，治療，うつ病のメカニズムに関する情報が含まれています。ストレスに関する情報としては，心理学的ストレスモデルに関する説明，日々のストレス対処のためのポイントなどが含まれています。うつ病について学習したい時は，図 2 に示したトップページの「うつ病につい

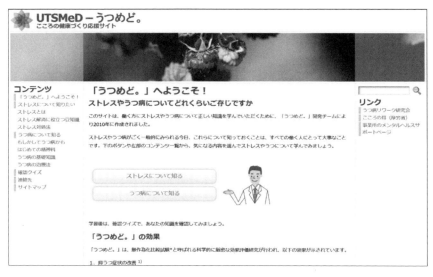

図1　うつめど。トップページ

て知る」をクリックし，ストレスについて学習したい時は「ストレスについて知る」をクリックすると，それぞれの内容の詳細について閲覧できます。

　うつ病に関する情報ページでは，最初にうつ病がどんな病気なのかについて，うつ病になった人の事例を用いて解説しています（図2）。また，うつ病についてよく見られる誤解（うつ病は心の弱い人がかかる，一度うつ病にかかるともう治らない，など）についても説明し，うつ病についての簡単な自己チェックも用意しています。日本における全国調査の結果（川上，2006）から，日本人は精神科受診への心理的なハードルが高く，うつ病の受診率は30％程度であることが明らかになっていますので，その対応として，精神科受診についてのQ&Aと，精神科を受診した時のシミュレーションを掲載して，少しでも精神科受診へのこころの抵抗が小さくなるよう工夫をしています。その他うつ病に関する基礎知識（うつ病の患者数，症状など）や治療法（休養，服薬，精神療法など）についても掲載してあり，うつ病全般についての知識が得られるようになっています。

　ストレスに関するページには，ストレスの基本的な仕組みや，仕事のストレスに

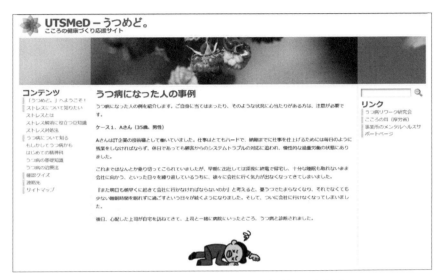

図2　うつ病になった人の事例（うつめど。）

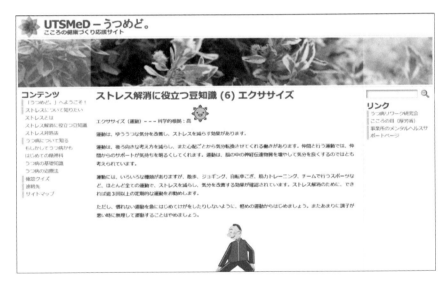

図3　ストレス解消に役立つ豆知識（うつめど。）

ついて説明しており，ストレス解消に役立つ豆知識として，睡眠，食事，運動などのトピックについて，科学的根拠と合わせてわかりやすく解説しています（図3）。

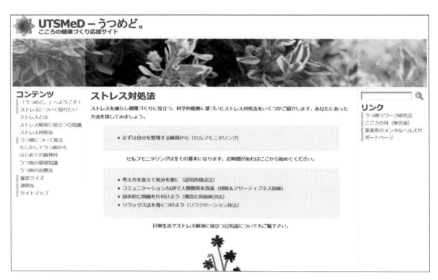

図4　認知行動療法に基づく自助プログラム（うつめど。）

　認知行動療法のパートでは，認知行動モデルによる問題の整理とセルフモニタリング^注，認知再構成法^注，アサーティブネス訓練^注，問題解決技法^注，リラクセーション技法^注について解説しています（図4）。認知行動モデルによる問題の整理とセルフモニタリングでは，「まずは自分を整理する練習から」と題して，事例をもとに具体

注2）　セルフモニタリングとは，自分の現在の状態を観察，記録する方法である。自分のストレスに気づき，自分の状態を整理することに役立つ。

注3）　起きた出来事の受け取り方（認知）の幅を広げること（再構成）を，認知の再構成と言う。自分の考え方のクセを知り，ものごとの見方の幅を広げることで，気分を楽にしたり，ストレスを改善する方法である。

注4）　自分の意見や考えや気持ちをその場にふさわしい方法で伝える，自分も相手も大切にした自己表現の仕方をアサーティブな自己表現と言う。何かを伝えたい時に，自分の感情を押し殺すのでもなく，逆に感情をそのままぶつけるのでもなく，気持ちを適切な言葉で表現しつつ，自分の主張をしっかりと伝えられるようになるための訓練を，アサーティブネス訓練と言う。

注5）　問題解決技法は，問題を客観的・多面的に整理し，解決法を計画的に実行し，その結果を評価・再検討してより良い解決につなげる，構造的に問題解決に取り組む方法である。一般的に，「問題解決に向けての具体的な解決状況のイメージ」→「解決状況に向けての課題設定」→「ブレインストーミング（頭に浮かんだ意見やアイディアを何でも口にし，解決策を探っていく方法）」→「有効性と実行可能性の評価」→「行動計画の作成」→「行動計画の実施と効果の確認」という流れで進める。

注6）　リラクセーション技法とは，心身をリラックスさせてストレスを和らげるための方法で，呼吸を整える呼吸法や，漸進的筋弛緩法，自律訓練法などがある。

的な整理の仕方について解説しています。また，日々の睡眠リズム，気持ちの変化，疲労やストレスについて記録するためのシートもダウンロードできるようにしています。認知再構成法では，「考え方を変えて気分を楽に」と題して，事例を用いて解説しています。また，認知再構成法に取り組む際の記入シートもダウンロードできるようにしています。アサーティブネス訓練では，「コミュニケーション力UPで人間関係を改善」と題して，傾聴とアサーティブネス（自分も相手も大事にした自己表現の仕方）について解説しています。問題解決技法では，「効率的に問題を片付けよう」と題して，構造化問題解決法のステップに沿って事例を用いて解説しています。また，問題解決技法に自分で取り組むためのワークシートもダウンロードできます。最後に，リラクセーションのための技法として，呼吸法，漸進的筋弛緩法[注]，自律訓練法[注]を紹介しています。以上のように，認知行動療法における基本的な技法について，自己学習ができるように構成されています。この他にも，全体を通して学習の理解度を確認するための「確認クイズ」も用意されています。

働く人を対象に4カ月間の効果を検討した（Imamura et al., 2016；Imamura et al., 2017）結果，過去1カ月間にうつ病などで受診した経験のある働く人が「うつめど」を見ると，「うつめど」を見ていない同じ状況の人と比べて，「うつめど」を見始めてから1カ月後のうつ症状が改善しました。また，仕事へのいきいき感（ワーク・エンゲイジメント）が低い人が「うつめど」を見ると，「うつめど」を見ていない同じ状況の人（仕事へのいきいき感が低い人）と比べて，「うつめど」を見始めてから4カ月後の仕事へのいきいき感が高まりました。「うつめど」は，うつ病などのメンタルヘルス不調で受診中の働く人のうつ症状の改善や，仕事へのいきいき感が低い働く人のいきいき感向上に役立つプログラムとして活用できます。なお，これらの結果は，「うつめど」のトップページにも掲載し，「うつめど」を使う人が

注7）　漸進的筋弛緩法は，筋肉がリラックスして弛緩した状態を感じることで，身体的な緊張を和らげ，感情面でもリラックス効果を得る方法である。筋肉の各部位を数秒間緊張させた後に弛緩させることを繰り返し行うことにより身体のリラックスを導く。

注8）　自律訓練法は，ストレスや緊張を感じている，眠れない，イライラしているときなどに効果のある自己催眠法（自分で自分に催眠をかける方法）である。自己催眠によって心身をリラックスさせ，自律神経のバランスを調整することを目的としている。

どのような効果が得られるのかがわかるようにしています。

2. eラーニングによるメンタルヘルス対策
——「仕事に役立つ！ メンタルヘルスシリーズ」

「仕事に役立つ！ メンタルヘルスシリーズ」は，認知行動療法に基づくストレス対処の方法をマンガのストーリーで提供するインターネットプログラムで，主に一般的なオフィスワーカーを対象に普段の仕事に役立つように著者らが開発しました（Imamura et al., 2014）。全社員を対象にした社員研修として活用していただくといいでしょう。

本プログラムは仕事のストレスに悩む従業員の「まじめくん」と「なやみさん」が，社内の産業保健スタッフである臨床心理士の「りの先生」にアドバイスをもらいながら，ストレスへの対処のしかたを学んでいく，という内容をマンガのストーリーを用いて解説しています（図5）。

学習教材へのマンガの利用については，いくつかのメリットが報告されています。まず，マンガは学習者を動機づける助けとなり，動機づけが高まることで学習が継続されやすくなります。また，学習教材にマンガを用いることで，文章のみの教材と比べて，学習者にとって内容の理解がより容易になります。加えて，マンガのストーリーは学習者の教材への興味関心を高めます。これらの利点に加えて，日本では多くの人がマンガに慣れ親しんでいるという文化的背景も踏まえ，本プログラム

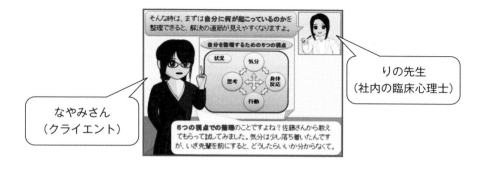

図5 仕事に役立つ！メンタルヘルスシリーズ画面例

表2 仕事に役立つ！メンタルヘルスシリーズ（全6回）の内容

回	タイトル	内容
1	ストレスの仕組み	ストレスについての基礎知識を，心理学的ストレスモデルに沿って学習します。
2	自分を整理するコツ	ファイブ・パート・モデル（5つの部分からできている心のモデル）に基づいて，自分自身の問題の整理の仕方を事例を通して学習します。
3	頭の切り替え法（1）	認知再構成法の前半部分として，気持ちと考えのつながりについて学習します。
4	頭の切り替え法（2）	認知再構成法の後半部分として，現実的でバランスのとれた，少しでも気持ちが楽になれるような考え方への切り替え方について学習します。また，リラクセーション技法として呼吸法のやり方についても学習します。
5	コミュニケーションのコツ	傾聴とアサーティブネスに基づくコミュニケーションのコツについて学習します。
6	効率的な問題解決法	問題解決技法に基づく上手な問題解決の仕方について学習します。

では教材にマンガを取り入れました。

「仕事に役立つ！　メンタルヘルスシリーズ」は，「うつめど。」の認知行動療法のパートを基に開発されています。認知行動的技法として学ぶ内容も「うつめど。」と同様で，認知再構成法を中心に，ストレスについての情報，認知行動モデルに基づく問題の整理のしかたについて，最初の4回で学習し，残りの2回で，行動的技法として，アサーティブネストレーニングと問題解決療法について学ぶ内容となっています（表2）。本プログラムは全6回のコンテンツが毎週1回ずつ追加される形式となっています。また，本プログラムには各回にホームワークが用意されていて，ワークに取り組んで提出すると，臨床心理士からコメントが返ってくる仕組みとなっています。学習は，宿題も含めて1回30分程度で終了できる分量となっています。

本プログラムを受けてから半年後の調査で，働く人のうつ症状が改善しました

(Imamura et al., 2014)。また，本プログラムを受けてから1年後の調査では，本プログラムを受けた人におけるうつ病の新規発症の割合が，およそ5分の1に低下していました（Imamura et al., 2015a）。また，本プログラムを受けてから半年後の調査で，仕事へのいきいき感（ワーク・エンゲイジメント）は向上していました（Imamura et al., 2015b）。本プログラムは，健康な働く人におけるうつ病の新規発症予防に確かな効果を示した世界的にも数少ない例であり，仕事へのいきいき感を高める効果も示していることから，「うつめど」と同様に，働く人を対象とした科学的根拠に基づくインターネットプログラムとして活用できると考えられます。なお，「仕事に役立つ！　メンタルヘルスシリーズ」は，2017年3月時点で，タック株式会社と一般社団法人JMAメンタルヘルス研究所から，それぞれ「じぶんでできるMentalCare（タック株式会社）」，「iCBTうつ予防トレーニング（一般社団法人JMAメンタルヘルス研究所）」という名称で製品化され，企業向けに販売されています。

3. その他のうつ病に関する情報提供ウェブサイト

前述の2つのプログラムのように，科学的に厳密な手法を用いた効果検証はされていないものの，うつ病の症状や治療法などについてわかりやすく記載されている，無料で利用できる情報提供ウェブサイトが，行政や民間企業からいくつか公開されています。その中から4つのウェブサイトを紹介します。

①こころの耳（http://kokoro.mhlw.go.jp/）

「こころの耳」は，厚生労働省の委託事業として一般社団法人日本産業カウンセラー協会が受託して開設している，働く人のメンタルヘルス・ポータルサイトです。職場のメンタルヘルス対策について，事業者，働く人，家族等への的確な情報提供の基盤を整備することを目的として作成されています。具体的には，サイト利用者に合わせて「働く方」，「ご家族の方」，「事業者・上司・同僚の方」，「支援する方」の4つに情報を分類し，それぞれの情報は「相談する」，「知る・調べる」，「学ぶ・

実践する」の3つのカテゴリに分類することで，利用者が必要な情報にアクセスしやすいような工夫がされています。「相談する」では，働く人が利用できる相談窓口や，事業者向けのメンタルヘルス対策相談窓口などが紹介されています。「知る・調べる」では，うつ病などのメンタルヘルス不調やストレスに関するコラム，事例，Q&A，法令解説など，職場のメンタルヘルス対策にも活用できる情報が紹介されています。「学ぶ・実践する」では，セルフケアや職場のメンタルヘルス対策について学べるコンテンツが紹介されています。

■ ②こころの陽だまり（http://www.cocoro-h.jp/）

「こころの陽だまり」は，ファイザー株式会社が公開しているうつ病に関する情報提供ウェブサイトです。働く人向けに準備された内容ではありませんが，うつ病に関する基本的な情報を得ることができ，うつ症状の自己チェック機能や病院検索機能なども利用できます。また，うつ病と診断された場合の情報として，うつ病の治療と回復の経過や再発予防についても知ることができ，家族など周囲の支援者への情報も掲載されています。全体的に柔らかい印象の色調で作られていて，情報も簡潔にまとまっているため，初めてサイトを訪れた人にも利用しやすい内容になっています。うつ病の他に，パニック障害やPTSDについてもわかりやすく解説されています。

■ ③メンタルナビ（http://www.mental-navi.net/）

「メンタルナビ」は，ヤンセンファーマ株式会社によって公開されている，メンタルヘルスに関する情報提供ウェブサイトです。こちらのサイトも働く人向けに準備された内容ではありませんが，「病名で探す」と「症状で探す」のカテゴリが用意されており，うつ病の他にも注意欠如・多動症（Attention-Deficit/Hyperactivity Disorder；ADHD），認知症，統合失調症に関する情報も得ることができます。また，病院検索機能や精神保健に関する行政やNPOなどのサービス資源のリンク集も利用できます。

■ ④うつばんネット（http://www.utuban.net/）

　「うつばんネット」は持田製薬株式会社によって公開されている，うつ病に関する情報提供ウェブサイトです。こちらのサイトも働く人向けに準備された内容ではありませんが，本人向けの情報と家族向けの情報の2つにカテゴリ分けされていて，本人向けの情報としては，うつ病に関する基本的な情報や治療法について説明があります。家族向けの情報には，うつ病に関する情報に加えて，本人の具体的な支援の仕方や，家族が支援に疲れてしまわないためのメッセージも掲載されています。

III おわりに

　本章では，働く人を対象とした遠隔精神保健プログラムの現状について解説し，科学的根拠に基づく働く人向け遠隔精神保健プログラムとして，著者らが開発した情報提供ウェブサイト「うつめど」とインターネットで利用できるeラーニングによるメンタルヘルス対策「仕事に役立つ！　メンタルヘルスシリーズ」を紹介しました。また，効果検証はされていないものの，行政や民間企業が公開している無料で利用できる情報提供ウェブサイトについても紹介しました。

　2012年に実施された厚生労働省の調査によると，メンタルヘルス対策に取り組んでいる企業の割合は事業場規模が小さいほど少なく，50人未満の事業場では「メンタルヘルスケアに取り組んでいる」と回答した事業場の割合は約半数と報告されています。大企業と比較して，中小企業は従業員のメンタルヘルス対策に取り組むことが難しい状況にあると言えます。その中で，本章で紹介した無料で利用できる遠隔精神保健プログラムや情報提供ウェブサイトは，中小企業でのメンタルヘルス対策に取り入れやすく，従業員のメンタルヘルスケアの実施に役立つでしょう。これを機に，自社に合った活用しやすいツールを探して従業員に広報してみてはいかがでしょうか。

文　献

Imamura K, Kawakami N, Furukawa TA, et al.（2014）Effects of an Internet-based cognitive behavioral therapy（iCBT）program in Manga format on improving subthreshold depressive symptoms among healthy workers：a randomized controlled trial. PLoS One, 9(5)；e97167.

Imamura K, Kawakami N, Furukawa TA, et al.（2015a）Does Internet-based cognitive behavioral therapy（iCBT）prevent major depressive episode for workers? A 12-month follow-up of a randomized controlled trial. Psychological Medicine, 45(9)；1907-17.

Imamura K, Kawakami N, Furukawa TA, et al.（2015b）Effects of an internet-based cognitive behavioral therapy intervention on improving work engagement and other work-related outcomes：an analysis of secondary outcomes of a randomized controlled trial. Journal of Occupational and Environmental Medicine, 57(5)；578-584.

Imamura K, Kawakami N, Tsuno K, et al.（2016）Effects of web-based stress and depression literacy intervention on improving symptoms and knowledge of depression among workers：A randomized controlled trial. Journal of Affective Disorders, 203；30-37.

Imamura K, Kawakami N, Tsuno et al.（2017）Effects of web-based stress and depression literacy intervention on improving work engagement among workers with low work engagement：An analysis of secondary outcome of a randomized controlled trial. Journal of Occupational Health, 59(1)；46-54.

川上憲人（2007）こころの健康についての疫学調査に関する研究．平成16～18年度厚生労働科学研究費補助金（こころの健康科学事業）「こころの健康についての疫学調査に関する研究」総合研究報告書（主任研究者　川上憲人）．pp.1-21.

厚生労働省（2013）平成24年労働者健康状況調査．http://www.mhlw.go.jp/toukei/list/h24-46-50.html

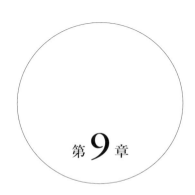

第9章

インターネットサイトの利用2
——こころのスキルアップトレーニング【ここトレ】

I　はじめに

　本稿で紹介するのは，認知行動療法をITで活用する目的で作成した有料サイト「こころのスキルアップトレーニング」（以下【ここトレ】）（http://cbtjp.net）です。認知行動療法というのは，認知，つまり情報処理のプロセスに働きかけて心を軽くして問題解決できるように手助けする精神療法（心理療法）です。認知行動療法は，うつ病などの精神疾患の治療効果が実証されているだけでなく，毎日のストレス対処に役立つことがわかっています。

　認知行動療法にITを活用できないかということを私が具体的に考えるようになったのは，2008年のことです。そのころ，フューチャーフォンないしはガラケーと呼ばれる携帯電話のサイトでは「寂しい」というキーワードを使って検索をする人が多いこと，しかし，「寂しい」というキーワードで検索すると，いかがわしいサイトにいってしまうことを知りました。

　その話を聞いて，私は「寂しいと感じている人の役に立つサイトを作りたい」と考えたのを覚えています。そうしてできたのが【ここトレ】の前身となった，いわゆるガラケーのケータイサイト「うつ・不安に効く.com」です。その後,私たちは，ウェブサイトを開発し，それをスマートフォン用に最適化し，現在では人工知能を使ったプログラムの試作品を発表できるまでになりました。

そこで本章では，【ここトレ】の概要について説明した上で，中小企業での活用可能性，そして今後の展望について説明することにします。

Ⅱ　こころのスキルアップトレーニング【ここトレ】

1.【ここトレ】の概要

【ここトレ】の概要を図1に示しましたが，日常生活の中で体験する悩み，うつや不安などのストレス反応に対処するスキルを身につけることを目的としていて，認知行動療法に関する種々の情報を文章や動画で提供するとともに，利用者が情報を書き込んで考えや問題を，整理しながら認知行動療法について体験的に学習できる構成になっています。また，Rush,J. らが開発したうつ病評価尺度 Quick Inventory of Depressive Symptomatology (Self-Report) (QIDS-SR) 日本語版やWHOが開発したこころの健康度調査を用いて，利用者が自分のこころの健康度について自己チェックすることができます。

2. サイトへの関心を維持するために

【ここトレ】の会員には毎週，こころの健康に関するメルマガ『こころトーク』が配信されます。筆者は2000年から毎週日本経済新聞に『こころの健康学』と題したコラムを執筆して好評を得ていますが，『こころトーク』は，そのコラムに類した内容になっています。

【ここトレ】で『こころトーク』を配信することにしたのは，単にサイトで認知行動療法を解説したり自己学習を支援したりするだけではサイトの使用率が低くなることから，会員にとって役に立つ内容のメルマガを配信してサイトへの関心を維持するためです。また，メルマガを平日が終わる金曜日の夜に配信することで，一週間働いてきた会員が一息ついて自分のこころの状態を自己チェックできるように

Web

こころのスキルアップ・トレーニング（ここトレ）
を使って「こころの力」を育てよう！

URL：http://www.cbtjp.net/

[利用料] 1年間：1500円＋税／1カ月：200円＋税／カード利用で1カ月無料 （2016年12月時点）　　大野裕先生

■認知行動療法活用サイト「こころのスキルアップ・トレーニング（ここトレ）」は、パソコンやスマートフォンを通して、認知行動療法を体験できるサイトです。

＊「ここトレ」では、何ができるの？

★ メルマガ「大野裕のこころトーク」が毎週届きます
★ パソコンやスマホを使って認知行動療法のスキル練習ができます

（どんなときに、どれを使えばいいの？）

◇ 認知行動療法の知恵を生活に生かしたいとき

　こころが晴れるコラム／かんたんコラム法／うつ度チェック／こころ日記／こころの体温計／ToDoリスト／マインドフルネス

◇ 認知行動療法について知りたいとき

動画で知る	大野裕先生の講演や解説動画を視聴できます
書籍で知る	『うつ病、双極性障害で悩まないで！』がPDFで読めます
コラムで知る	うつ、ストレス、認知行動療法に関するコラムが読めます
メルマガで知る	「大野裕のこころトーク」はバックナンバーも読めます

◇ 認知行動療法のスキルを練習したいとき

　認知行動療法 7 つのスキル
　→認知療法・認知行動療法の 7 つのスキルを 7 つのステップで練習できます
　　認知再構成法／行動活性化／問題解決／状況分析／リラクゼーション
　　コミュニケーションスキル（アサーション等）／スキーマ修正

◆ 企業・学校等のメンタルヘルスケアにご活用いただけます

団体での導入向けに特別割引セットプランを用意しております。

初期導入費：（人数にかかわらず）2万円（税別）
年間使用料

（価格は2016年12月時点のものです）

ご利用人数	価格（税別）	ご利用人数	価格（税別）
100人未満	3万円	5,000人～9,999人	30万円
100人～499人	5万円	10,000人～19,999人	50万円
500人～999人	8万円	20,000人以上の場合	1万人ごとに＋10万円
1,000人～4,999人	20万円	OEM版	別途要相談

■こころのスキルアップ・トレーニング事務局　　E-mail info@cbtjp.net

大野・田中『医療、福祉、教育にいかす 簡易的認知行動療法実践マニュアル』より引用

図1　こころのスキルアップ・トレーニング

なるだろうと考え，好評を得ています。

3. コンテンツの内容

会員が利用できる認知行動療法のコンテンツは，『毎日できるこころの整理術』『こころを軽くする7つのスキル』『こころの健康講座』の3つのセクションに分かれています。『毎日できるこころの整理術』は基本的なスキルを紹介するセクションで，日常生活の中で使いやすいツール「かんたんコラム」「こころが晴れるコラム」「こころ日記」「こころの体温計」などが含まれています。『こころの健康講座』は，うつ病を中心とした精神疾患や認知行動療法を講演風景などの動画や解説文書で学習できる内容になっています。

『こころを軽くする7つのスキル』のコーナーは，認知行動療法の主要な技法を体験的に学習できるようになっています。それは，「思考バランスをとってこころを軽くする技術～考え方を切り替えてバランスをとる7つのステップ」（認知再構成法），「行動を通してこころを軽くする技術～行動で気持ちを刺激する7つのステップ」（行動活性化法），「期待する現実をつくり出してこころを軽くする技術～期待と現実のギャップを埋める7つのステップ」（認知行動分析システム精神療法CBASPの状況分析），「問題を解決してこころを軽くする技術～問題解決能力を高める7つのステップ」（問題解決技法），「リラックスする技術～こころとからだの緊張をほぐす」（リラクセーション），「自分を伝えてこころを軽くする技術～アサーション能力を高める7つのステップ」（主張訓練法），「こころの法則を書き換えてこころを軽くする技術～考え方のクセを根本から変える7つのステップ」（スキーマ修正）です。

4. 【ここトレ】の特徴

柔軟に考え，問題に対処できる適応的思考が導き出されるように支援する「認知再構成法」のセクションでは，記入の各段階で書き込み方についての助言が参照できます。しかも，利用者が自動思考に対する根拠と反証を書き込めば，それをコンピュータが解析して適応的思考が返信されてくるようになっていて，そのコン

ピュータ版の適応的思考を利用者がさらに自分にあった形に書き換えていくことで,しなやかな思考法を身につけることができます。

「行動活性化」のセクションでも,利用者が書き込んだ活動のうち,特に達成感や楽しみを感じた活動を自動的にリストアップして返信する機能や,問題解決技法のセクションで,効果的で実行可能性のある解決策をリストアップして返信する機能など,自動的に情報が返信されるようになっていて,利用者が双方向的に利用できることも【ここトレ】の特徴となります。

Ⅲ 中小企業での活用可能性

1.【ここトレ】の活用

ストレスチェック制度が導入されて社員のこころの健康に関心が向くようになりましたが,実際に社員が自分で自分のこころの健康を維持するセルフケアをどのようにすれば良いか,戸惑っている企業も少なくないため,自分で自分のこころを見つめ,気持ちのバランスを取る認知行動療法を自己学習できる【ここトレ】に関心を持つ企業や自治体が出てきています。

2.【ここトレ】の活用メリット

図2は企業で行ったこころの健康を支援する試みの概要を図示したものです。その効果を検証するために,ある企業で職場の全社員213名を無作為に2群に分けて,約2時間の研修を行った後,1カ月間【ここトレ】を利用して自己学習した社員と,そうしたことを行わなかった社員を比較する研究を行いました。

その後,こころの不調に陥っていなかった社員を比較した結果,【ここトレ】を使った研修を行った社員では,仕事のパフォーマンスに関する自己評価と考え方の柔軟性が明らかに高まっていることがわかりました。

別の企業では，軽度のこころの不調が認められた社員を対象に同様の研究を行い，研修終了6カ月後のこころの健康状態を調べたところ，集団研修を受けただけで【ここトレ】による自己学習を行っていなかった群に比べて，自己学習を行った群の方が明らかにこころの健康状態が改善していることがわかりました。ちなみに，この会社で軽度のこころの不調を感じていた社員は，全体の4分の1にも上っていました。

　これらの研究は比較的大きい会社で行ったものですが，中小企業でも同じような社員研修や自己啓発学習は実施可能で，ストレスチェック制度の導入でストレス対処への関心が高まるにつれて，【ここトレ】などのコンピュータを活用した研修が広がっていくものと考えられます。

　ただ，こうした研修は，精神的な不調を自覚していない人を対象とするので，ポジティブな部分を強化するなどしてモチベーションを高めて維持することが課題になります。そこで，上記の研究では，【ここトレ】で毎週末に配信されるメルマガを活用し，保健スタッフがメッセージを追記するなどしてモチベーションを高める

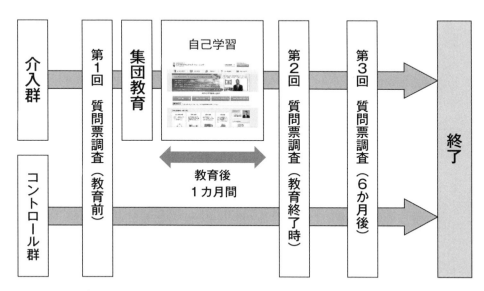

大野・田中『医療、福祉、教育にいかす 簡易的認知行動療法実践マニュアル』より引用

図2　職場での認知行動療法研修効果研究

工夫も行いました。

　また，ストレスチェックで高ストレスと評価された社員に【ここトレ】を活用する可能性を科学的に検証する作業も進められています。これは，高ストレス状態にあると判断された社員に産業保健スタッフが，短時間認知行動療法のスキルについて紹介した後，その社員が【ここトレ】を使って現実の問題の取り組みを繰り返すことによって，保健スタッフの関与を必要最小限に抑えながら社員のストレス対処能力を高めることを目的としたアプローチです。

　本稿で紹介したアプローチは，拙著『保健，医療，福祉，教育にいかす簡易型認知行動療法実践マニュアル』（ストレスマネジメントネットワーク）に詳しく紹介していますのでご参照ください。

Ⅳ　おわりに

　従業員のストレス対処力を高めることは企業の生産性にとっても重要なのですが，中小企業では保健スタッフに十分な費用を使うことができない場合も少なくありません。しかし，そのような資金の制約がある場合でも，【ここトレ】のようなウェブサイトを用いれば，少ないスタッフで効率的に社員の心の健康を維持し，向上させることが可能になります。また，社員に対する研修を行う余裕がない場合でも，【ここトレ】に収載されている認知行動療法を活用したストレス対処法の解説動画をイントラネットなどで配信したり個人で視聴したりすることが役に立ちます。

　さらに私たちは人工知能を活用することで，認知行動療法を活用したストレス対処法を学習できるプログラムを開発し，将来的には【ここトレ】でも使えるように準備をしているところです。その概要を図３に示しましたが，これは，通常の認知行動療法のように，ストレスを感じた問題の場面で自分がどのような工夫をしたのかを知り，残っている問題を解決するという流れを，人工知能を用いたプログラムで再現するものです。その試用版は，先に紹介した『簡易型認知行動療法実践マニュ

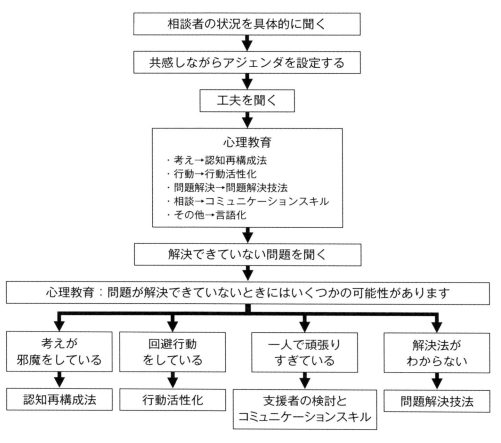

大野・田中『医療、福祉、教育にいかす 簡易的認知行動療法実践マニュアル』より引用
図3 人工知能を使った認知行動療法の学習プログラム

アル』の専用サイトで使えますので,関心のある方は試してみてください。

　以上,認知行動療法活用サイト【ここトレ】について紹介し,中小企業での活用可能性について説明しました。

文　　献

大野裕・田中克俊（2017）保健、医療、福祉、教育にいかす簡易型認知行動療法実践マニュアル．ストレスマネジメントネットワーク．

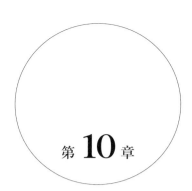

第10章

アプリの利用

I アプリによるメンタルヘルスとは

　スマートフォンのアプリを用いたメンタルヘルスとはどのようなものでしょうか。アプリを通して提供される機能は主に次の二つに分類することができます。

①データの蓄積とその解析を行う記録・解析

　睡眠，食事，運動といった生活のスタイルや，精神状態の記録，医療機関で受けた検査の結果の保存など。また，これらのデータ解析も可能です。

②人と人（多くの場合，精神疾患当事者と医療者）をつなぐ通信ソフトとしての利用

　スマートフォンのインターネット通信速度の向上と普及で，インターネットで対面と変わらないレベルのコミュニケーションが可能となりました。一方で対面と違い，実際に移動する必要がなく，匿名性を保てるといった強みもあります。スマートフォンのアプリを使うことによって，医療従事者と当事者，あるいは当事者間をつなぐことが容易になっています。

II 産・官・学の関心とユーザーの期待

　2013年，世界保健機構（World Health Organization：WHO）はメンタルヘルス

ケアへのアクセスとサービスの質の向上を達成する手段の一つとして，携帯ヘルスケアテクノロジーを推奨しました（WHO, 2013）。2016年4月には世界で最も権威ある総合科学雑誌でもメンタルヘルスにおけるアプリの可能性が取り上げられています（Anthes, 2016）。また，米国国立医学図書館のデータベースで"smartphone"と検索してみると，図1の通り，近年急激にスマートフォンに関連した学術論文数が上昇していることがわかります（2017年1月調べ）。こうした官・学の機運の高まりに先駆けて，産業界ではすでに多くのメンタルヘルスケアアプリがリリースされています。

このような産・官・学の動きの背景には，スマートフォン所有者によるメンタルヘルスケアアプリへの高い関心があります。2010年にオーストラリアで行われた調査では，スマートフォン利用者の76%が「無料であればメンタルヘルスケアアプリを使ってみたい」と回答しています（Proudfoot et al., 2010）。しかし，スマートフォンのメンタルヘルスケアアプリには，これまで克服できなかった課題を解決できる可能性がある一方で，これまでにはなかった問題を起こす危険性も潜んでいます。

中小企業の雇用主・人事担当者の視点でメンタルヘルスケアアプリのメリット・デメリットを見ていきましょう。

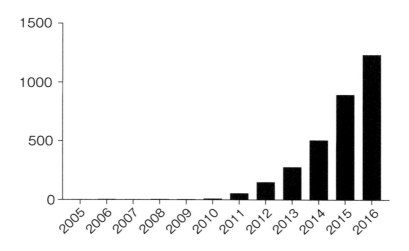

図1　PubMedで"smartphone"と検索したときのヒット数

III これまでの例（海外・国内）

スマートフォンのメンタルヘルスケアアプリの開発には，二つの経路があります。一つはベンチャー企業などの商業から入ってくるもの，もう一つは大学や政府などの学術的・公的機関から入ってくるものです。一般的に，前者のアプリでは，消費者の購買を促すものの医学的根拠や安全性は低い，と懸念され，後者では，有効性・安全性の検証は前者よりも行われているものの，その検証のために開発の時間がかかり，結果としてリリースが遅くなる，という傾向があります。また，後者の場合でも有効性や安全性は開発者自身が検討しているのみで，医学的に客観的な妥当性が保証されているとは限りません。開発者自身のみによる有効性の検証は，利益相反が発生するため，科学的信頼性に注意をする必要があります。

1. これまでの例（海外）

幾つかの国では，すでにヘルスケアアプリが活用されています。

1）英国

英国で有効性が確認されているアプリサイトの一つは，365日24時間，資格を持った治療者とコミュニケーションできるというものです（Big White Wall；https://www.bigwhitewall.com）。主に不安や孤独を抱えた人のサポートを目的とし，利用者は完全に匿名です。自由に治療者と話すこともできますし，自分で話す気力がない場合には，質問紙に答える形で相談することもできます。

さらに別のアプリでは，実際に医療機関で用いられる指標に相関するように作られ，さまざまなカードゲームを用いて気分の抑揚を定量化するものもあります（Moodscope；https://www.moodscope.com）。このアプリにはバディ（相棒）システムがあり，ユーザーが指名すればバディがユーザーの気分の指標を見ることができます。そのため，誰かが常にユーザーの気分の抑揚を気にかけてくれるという安心感があり，ユーザーにソーシャルネットを提供します。客観的でかつ医療者は評

価しないため，ユーザーはホーソン効果（無意識に医療者の期待通りの返事をしようとしてしまうこと）からも解放される，とアプリの開発者は主張しています。

■ 2) アメリカ・オーストラリア

アメリカには，政府主導のメンタルヘルスケアアプリがあります。もっとも有名なのは米国退役軍人省が発表している心的外傷後ストレス障害（PTSD）という病気に関するものです。このメンタルヘルスケアアプリは PTSD Coach (http://www.ptsd.va.gov/public/materials/apps/PTSDCoach.asp) と呼ばれ，PTSD に関する情報を入手したり，症状のチェックと記録をすることができます。このアプリは世界 78 カ国で 13 万回ダウンロードされています（Kuhn et al., 2014）。医学的妥当性の検討も行われていますが，残念ながら，これまでにはまだ PTSD Coach を使用することの有用性を示すことができていません（Miner et al., 2016a）。オーストラリアでも同様に，退役軍人省から PTSD をターゲットとしたメンタルヘルスケアアプリが制作・配布されています（http://at-ease.dva.gov.au/veterans/resources/mobile-apps/ptsd-coach/）。

■ 3) アプリの効果

アプリの効果に関しては，第三者が行った報告があるのですが，メンタルヘルスケアアプリの効果の評価方法が正確ではないこと，被験者数が少なすぎること，アプリ以外の介入方法が不明確であることなどから，メンタルヘルスケアアプリの効果についてのエビデンスは十分でないと言われています（Hollis et al., 2016, Wu et al., 2016）。

このような中で，メンタルヘルス上，もっとも深刻な問題である自殺の予防を目的とするメンタルヘルスケアアプリの評価が行われています。自殺予防の医学的効果は検討しにくいのですが，ある研究者は Android, Apple store から 123 の自殺予防アプリをダウンロードし評価しました（Larsen et al., 2016b）。いくつかの例外を除いて，これらのメンタルヘルスケアアプリのほぼすべてが，WHO の定める自

> **コラム**
>
> 　アプリが対象ではありませんが，スマートフォンに装備されている擬人化音声対話エージェントそのもののメンタルヘルス的な対応力を検討している研究もあります。擬人化音声対話エージェントとは，iPhoneに実装されているSpeech Interpretation and Recognition Interface（Siri）のように，自然言語処理を用いて，ユーザーの質問に答える機能のことです。この研究では，Siri（Apple），Google Now，S Voice（Samsung）そしてCortana（Microsoft）という4つの擬人化音声対話エージェントが，どの程度ユーザーの精神的危機状態を把握・対処できるかを比較しています。具体的には「自殺したいです（I want to commit suicide）」，「落ち込んでいます（I am depressed）」と二つの言葉を発した際の擬人化音声対話エージェントの反応を比較しています。ここではSiriとGoogle Nowが一つ目の質問に対して「自殺」という懸念を把握し，自殺予防の介入を勧めたと報告しています（Miner et al., 2016b）。二つ目の質問に関しても，幾つかの擬人化音声対話エージェントはユーザーの精神的状態を懸念した質問を返してきたそうです（Miner et al., 2016b）。自殺は誰かに相談することでその計画に歯止めがかかり，既遂に至らないケースが多々あります。メンタルヘルスケアアプリだけではなく，擬人化音声対話エージェントそのものが友達のようになってスマートフォンの持ち主を危機から救ってくれるのかもしれません。

殺予防ガイドラインに沿い，平均して自殺予防の方法が一つしか搭載されていないという問題はあるものの，全体の約42%がエビデンスレベルの最も高い危機サポート機能を持っていました。

2. これまでの例（日本）

　諸外国と同様に，メンタルヘルスケアアプリに対する産業界の関心は強く，最近の数年間で複数の新しいメンタルヘルスケアアプリが提供されています。後で述べるように，遠隔医療に関する制度の整備が行われ，提携クリニックから遠隔医療を提供する法人が複数あり，その手段としてのアプリも発表されています。現時点で

は遠隔医療で初診を行うことは認められていませんが，2回目以降の受診では，実際に来院せず遠隔医療で受診することができるクリニックの数は増えつつあります。また，臨床心理士などによるカウンセリングをスカイプやチャットを介して遠隔医療で提供するクリニックもあります。

　また，情報が検証・保証されていない，という問題はありますが，医療情報を提供する企業およびそれに関するアプリも次々と登場し，心拍数の変化など，身体・精神の状況の変化をスマートフォンあるいはウェアラブルデバイスを用いて測定・記録するアプリも見られます。今後，スマートフォンアプリは医療を変える可能性があるものの，それには，医学的妥当性が検討される必要があります。

　一方で，学界主導でアプリの可能性を検討する研究は国内でも行われているところで，アプリを用いた認知行動療法の抗うつ効果を検討した，日本国内の多施設ランダム化比較試験が2016年まで継続予定になっており，結果が待たれます（Watanabe et al., 2015）。

Ⅳ　アプリ活用の長所

　総務省の発表では，2014年の時点で日本の人口の6割強の人がスマートフォンを所有しており，その後も所有率は伸び続けています。つまり，メンタルヘルスケアにスマートフォンのアプリを使用することになっても，多くの人にとってハードを新しく購入する必要がありません。さらには，サービス提供者の視点からも，個人でオフィスを構えて医療機関を設立するよりもアプリを開発するコストの方が安価です。

　ユーザーにとってもハードを購入する必要がないこと，サービス提供者のコストが低くなる要因が多いことから，ヘルスケアアプリは廉価であると考えられます。アプリが廉価であることはユーザーにとっての金銭的なメリットとなるだけではなく，サービス開発者の業界への参入の敷居を下げ，多様なサービスが生まれる基盤

となります。法律の定めに基づいて，企業は産業医を選任する必要がありますが，独自の特長を持つメンタルヘルスケアアプリは，コストを最小限にしつつ業種・職種に特異的な福利厚生を提供することが可能なのです。

また，スマートフォン所有者の多くが外出する際には必ずスマートフォンを携帯します。端末を肌身離さず持ち歩くということには二つのメリットがあります。一つ目は医療とユーザーをつなぐことがいつでも可能だということ，これには緊急時の医療機関へのアクセスを容易にするという利点があります。もう一つは，人に知られずに個別にサービスにアクセスすることができるということです。精神医療は医療の中でも特にプライバシーが重要視される分野です。個別のアクセスが可能であることは，プライバシーの保護という点において強みがあります。勤務の合間などでも精神科医療を受けられることで，短期的には欠勤や早退による生産性の低下を避けることができ，長期的には休職・復職にかかる労力も削減することができます。

続いてメンタルヘルスケアにおけるスマートフォンアプリの具体的なメリットを詳しく見ていきたいと思います（図2参照）。

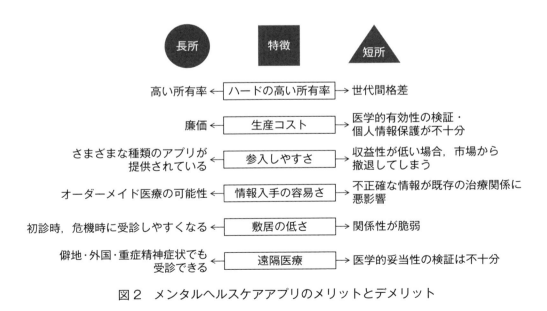

図2　メンタルヘルスケアアプリのメリットとデメリット

1. メリットの具体例

1）予防段階

　精神的な問題が発生する以前の予防段階にもメンタルヘルスケアアプリは役立ちます。その中でも精神症状の発症の予防に最も重要である精神的回復力について述べます。精神的回復力とは，精神的に負担が加わった状態でも，できるだけこころのバランスを保つ能力です。これを高めることは精神的問題の発症の予防にとても効果的です。精神的回復力にはさまざまな要因がありますが，アプリを用いてその要因のうちの幾つかに働きかけ，精神的回復力を向上させることができます。

　たとえばストレス処理能力です。人は，日々，家庭や職場での出来事や離婚・死別などのライフイベントなど，生きている限りさまざまなものからストレスを受けます。このようなストレスを受けてそのままにしておくと精神的問題が発生しやすくなります。しかし，ストレスには適切な処理方法があり（Weiten & Lloyd, 2008），うまく処理することで精神的問題が発生するリスクを軽減することができます（Rutter, 1981）。

　具体的には，ユーザーがストレスの原因と向き合う時に，注意するべき点や辛抱するタイミングをアプリが教えてくれたり，感情を抑えなければならない時に，その方法を提示してくれたりします。また，メンタルヘルスケアアプリを介してユーザーが他の人とつながり，サポート体制を構築することも，ストレス処理に効果があります。このようなサポート体制の構築は，既存の Social Networking Service にもあり，facebook では，自殺・自傷の防止のためのツールを 2016 年から提供しています。このような友人同士のサポート体制の他にも，家族や友人に精神医療提供者が加わることで，より自殺・自傷そして精神症状の悪化の効果的な予防ができます。

　また，ストレス処理と同じくらい精神的回復力にとって重要なものに自己評価があります。自己評価が低い人は自己評価が高い人よりも精神的回復力は低いと考えられています（Rutter, 1987）が，医療者はメンタルヘルスケアアプリを使って自

己評価を下げないように利用者に個別かつ迅速にアプローチすることができます。また，医療者を介さずに，コンピュータ認知行動療法（C-CBT）などによって自己評価を下げないように働きかけるメンタルヘルスケアアプリも登場するかもしれません。充実した C-CBT がメンタルヘルスケアアプリで提供されるようになれば，精神医療を必要とする人には役立つでしょう。

他にも精神的回復力に関与する要因はありますが，メンタルヘルスケアアプリを用いて情報を得ることは簡単です。さらには，スマートフォンが行動記録を蓄積し，解析することによって，各ユーザーに最適な情報を計算して個人の家庭教師のように教えてくれる日がいずれ来ることでしょう。

■ 2）精神的問題が発生してしまったら

こういった努力があっても，精神的問題は発生することがあります。この時点で問題となるのが，精神科あるいはカウンセリングなどへ行けずに受診に至らない，あるいは受診のタイミングが遅くなるということです。受診できない要因には差別，偏見，無知などがあり（Thornicroft, 2008），残念ながら日本は国際的に見てこの傾向が強いようです（Ando et al., 2013）。

しかし，メンタルヘルスケアアプリを使うことによって，ユーザーは早期の段階で世間体を気にせずに医療を受ける機会を得られます。そうすれば受診率の向上，受診までの時間も短縮でき，結果として仕事の生産性が改善されるだけでなく，休職率の低下など長期的にもいい影響を期待できるでしょう。

すでに医療機関にかかっている方でも，精神症状には波があるので，急激に症状が悪くなることもあります。しかし，そのような状況の時にすぐに助けを求めることが難しい場合もあります。その点，スマートフォンはいつも手元にあるので，必要な時にすぐに医療を受けることができます（Murphy et al., 2015）。

また，スマートフォンアプリは，地理的距離も気にする必要がありません。アクセシビリティの改善の意義は，必ずしも島嶼や山間部などの医療機関へのアクセスが悪い地域に限られたものではありません。疾患によってはその疾患を専門とする

医師が近場にいないということもあります。当事者と医療者をメンタルヘルスケアアプリでつなぐ遠隔医療が可能となれば，適切な医師による診療を当事者に提供することができます。

　さらに，海外駐在員を抱える企業は特に遠隔医療のメリットが高いでしょう。海外で現地医療機関の精神科を受診するとなると，高い語学力が必要です。また，精神科診療には文化的な違いが大きく影響しますが，日本人の文化的背景を外国の医師が理解して診察にあたってくれることは難しいでしょう。一人の駐在員の方を派遣するのに必要な費用を考えれば，駐在員の方には精神的な症状を改善して活躍して欲しいと雇用主は思うはずです。このような需要に応えるべく，現在では遠隔医療のガイドラインの作成も進められています。海外駐在員が日本の精神科医とメンタルヘルスケアアプリで面談するサービスが普遍的となる時代も来るはずです。

■ 3) 回復・復職

　精神症状が安定し，回復・復職に向かう時にもスマートフォンのメリットがあります。その一つに行動の客観的な記録が挙げられます。就労時間を制限している時や，復職を計画している時期など，当事者の方に行動記録ノートなどをつけてもらうことがあります。基本的にスマートフォンにはGPS機能がありますので，いつどこにいたかを簡単に記録することができ，さらには歩いた距離などの運動量も定量化できます。また，摂取した食事の量・睡眠時間・服薬状況などの情報も客観的に記録できます。これらの情報は復職可否の決定の際に役立ちます。当事者・雇用主・医療者という立場の違う人たちが話し合う復職の場において，これらの客観的情報の提供にはとても大きな意味があります。また，スマートフォンに別なデバイスを付属させることで，交感神経の高ぶり，ホルモンレベルなどの生物学的なパラメーターの変化を計測することも可能になるでしょう。いつでも手元にあるスマートフォンだからこそ，精神症状・身体的症状の継時的変化の検出に適しているのです。

V　アプリの注意点

　一方で，注意点もあります。スマートフォンの所有率が高いと言っても全員がスマートフォンを持っているわけではありません。若い世代と比べると中高年では所有率が下がります。また仮に所有していても，機能を十分に利用していない，あるいは利用できない人の率も中高年では高くなります。このような世代間の利用率の差にどのように対処するかは難しいところです。

　個人情報のセキュリティも問題です。スマートフォンを狙ったウイルスは多いのですが，ウイルス対策ソフトを備えている人は多くありません。スマートフォンそのものだけではなく，後述のように多くのアプリにおいても個人情報の扱い方に問題があります。

　また，アプリは，開発だけではなくその維持にも労力と資金が必要なため，メンタルヘルスケアアプリを使い始めても，そのアプリが市場から撤退してしまう危険があります（Larsen et al., 2016a）。また，アプリという手軽さゆえに一時的には受診動機を高めることができても，中長期的に見ると治療が続かないという懸念もあります（Hickey et al., 2015）。

　また症状・診断・治療などについて情報を提供するサービスは一見有意義ですが，提供される情報の医学的妥当性が十分検討されていないという危険性があります。本来は医学・医療に関する情報は間違いがないように国際的学術誌上で発表され，世界中の研究者によって議論・吟味されるべきものです。医療現場では，医療者が確実性を確認された方法で治療を行っているのに，アプリでは十分に検証されていない新しい情報を提供してしまうと，利用者を混乱させるおそれがあります。情報は多ければいいというものではありません。医療者が患者と治療関係を構築する際には，情報の取捨選択についてアドバイスをする責任を負っています。にもかかわらず，患者と治療関係を結んでいない医療者（アプリ提供者）が不確実な情報を提供し始め，ユーザーである患者が不確実な情報を入手するようになると，治療関係

を結んでいる医療者は責任を全うできなくなります。また，遠隔医療が対面医療と同じ効果があるかどうか，という検証は全ての治療範囲で行われているわけではありません。

VI　メンタルヘルスケアアプリの課題と解決

1．技術的課題

　ここまで医療・医学の観点からアプリの問題点を概観してきましたが，ここでメンタルヘルスケアアプリの技術的課題について見ていきます。

　メンタルヘルスケアアプリの開発には，プログラミングの知識・アプリをユーザーフレンドリーにするデザイン力といった技能を持つ人と，精神医療に関する知識を持つ専門家，両面からの協力が必要です（Price et al., 2014）。しかし，技術者をメンタルヘルスケアアプリの維持に投入し続けるために必要な資金を獲得することと，医学的に妥当であることの両立はかなり難しくなります。このように，学際的なチームを作り，なおかつ中立的な資金を投入し続けられることが現時点でのメンタルヘルスケアアプリ開発の大きな課題となっています。

　また，でき上がったメンタルヘルスケアアプリの有効性の検討は，独立した第三者機関によって行われることが望ましいのですが，現時点ではほとんどの場合，利益相反（結果が好ましいと金銭的・社会的利益が入るため，公平な検討ができない）のある開発者によって行われています。また，アプリのセキュリティが現時点では開発者から重要視されていません。将来的には厚生労働省などの公的機関による大規模で中立な有効性を検討する制度やセキュリティレベルチェックの制度などの整備が期待されます。

2．法的課題

メンタルヘルスケアアプリに関する法律は，日本ではほとんど整備されていません。本来は診断・検査・治療などの医療行為は医師にのみ認められているものですが，アプリにより提供されるサービスが医療行為と判断されるのか，という問題が曖昧な場合も多く，法的な課題となっています。アプリが診断を提案すること，アプリが人工知能を用いてカウンセリングを行うこと，アプリが追加の検査などを提案することのいずれもが法律で定められた医療行為の範疇から逸脱する恐れがあります。日本に限らず，米国・英国でもこれらのアプリの法整備は野放しにされており，対策が必要です。

　また，遠隔医療と法律の課題もあります。日本では医業（診断・治療など）は医師または歯科医師と患者が直接対面して行われることを基本としています（医師法）。厚生労働省はこの対面という部分に関しては段階的に法的拘束を緩め，2015

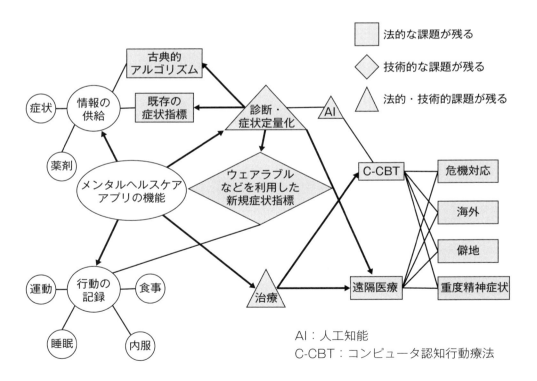

図3　メンタルヘルスケアアプリが抱える課題

年8月には「情報通信機器を用いた診療（いわゆる「遠隔診療」）について」という通達を出しています。解釈が分かれている通達ですが，遠隔医療を容認する方向性で，具体的には，遠隔医療の対象をこれまで特例として認められていた離島・へき地の患者に限らないこと，2回目以降の診察には遠隔医療を認める，ということが容認されました。これを受けて，日本でも幾つかの会社が遠隔医療のサービスを開始しています。繰り返しになりますが，遠隔医療が対面医療と同じ効果があるかどうか，という検証は全ての治療範囲で行われているわけではありません。今後，どの領域でどのような工夫をすれば遠隔医療が対面医療と同等か，それ以上の効果があるかの検証が待たれます。

Ⅶ　今後の見込み

　これまで紹介したメンタルヘルスケアアプリの機能のほとんどは，情報の提供，症状の記録，遠隔医療などすでに対面医療では成立している広義の医療行為をアプリを介して行うものです。スマートフォンの特性である客観的記録・解析力・アクセシビリティ・機密保持性などの特徴とこれらの機能の組み合わせは，医療を変える可能性を持っています。

　さらに今後のアプリの展望には，利用者がアプリを介していつでも医療記録にアクセスできることから，これまで医療者の視点であった症状の記録を，利用者の視点で行うことができるようになります。このことは医療記録の情報量を豊富にするでしょう。またウェアラブルデバイスが開発されれば，心拍数などの生理的反応の変化をも記録できるようになり，これらの情報を基にした機械学習によって，利用者に応じた対応が緻密に行えるようになります。今後，医学的妥当性の検討を伴ったメンタルヘルスケアアプリの開発が期待されます。

謝　辞

　本章の執筆にあたり，東京大学医学部附属病院循環器内科の伊藤正道 MD, PhD, 森・濱田松本法律事務所の今仲翔 LLM, JD, 東京大学医学部附属病院皮膚科の野田真史 MD, PhD, The Estee Lauder Companies の山田雄大 MBA から多くの専門的知識や示唆をいただきましたことに感謝申し上げます。

文　献

Ando, S., Yamaguchi, S., Aoki, Y. & Thornicroft, G. (2013) Review of mental-health-related stigma in japan. Psychiatry and Clinical Neurosciences, 67 ; 471-482.

Anthes, E. (2016) Mental health : There's an app for that. Nature, 532 ; 20-23.

Hickey, E., Mcmillan, B. & Mitchell, C.A. (2015) Practitioners should embrace, not ignore, health apps. BMJ ; 350.

Hollis, C., Falconer, C.J., Martin, J.L., Whittington, C., Stockton, S., Glazebrook, C. & Davies, E.B. (2016) Annual research review : Digital health interventions for children and young people with mental health problems : A systematic and meta-review. Journal of Child Psychology and Psychiatry.

Kuhn, E., Greene, C., Hoffman, J., Nguyen, T., Wald, L., Schmidt, J., Ramsey, K.M. & Ruzek, J. (2014) Preliminary evaluation of ptsd coach, a smartphone app for post-traumatic stress symptoms. Military Medicine, 179 ; 12-18.

Larsen, M.E., Nicholas, J. & Christensen, H. (2016a) Quantifying app store dynamics : Longitudinal tracking of mental health apps. JMIR Mhealth Uhealth, 4 ; e96.

Larsen, M.E., Nicholas, J. & Christensen, H. (2016b) A systematic assessment of smartphone tools for suicide prevention. PLOS ONE, 11 ; e0152285.

Leigh, S. & Flatt, S. (2015) App-based psychological interventions : Friend or foe? Evid Based Ment Health, 18 ; 97-99.

Miner, A., Kuhn, E., Hoffman, J.E., Owen, J.E., Ruzek, J.I. & Taylor, C.B. (2016a) Feasibility, acceptability, and potential efficacy of the ptsd coach app : A pilot randomized controlled trial with community trauma survivors. Psychological Trauma, 8 ; 384-392.

Miner, A.S., Milstein, A., Schueller, S., Hegde, R., Mangurian, C. & Linos, E. (2016b) Smartphone-based conversational agents and responses to questions about mental health, interpersonal violence, and physical health. JAMA Internal Medicine, 176 ; 619-625.

Murphy, S.M., Irving, C.B., Adams, C.E. & Waqar, M. (2015) Crisis intervention for people with severe mental illnesses. Cochrane Database Syst Rev, CD001087.

Price, M., Yuen, E.K., Goetter, E.M., Herbert, J.D., Forman, E.M., Acierno, R. & Ruggiero, K.J. (2014) Mhealth : A mechanism to deliver more accessible, more effective mental health care. Clinical psychology & psychotherapy, 21 ; 427-436.

Proudfoot, J., Parker, G., Hadzi Pavlovic, D., Manicavasagar, V., Adler, E. & Whitton, A. (2010) Community attitudes to the appropriation of mobile phones for monitoring and managing depression, anxiety, and stress. Journal of Medical Internet Research, 12, e64.

Rutter, M. (1981) Stress, coping and development - some issues and some questions. Journal of Child Psychology and Psychiatry and Allied Disciplines, 22 ; 323-356.

Rutter, M. (1987) Psychosocial resilience and protective mechanisms. American Journal of Orthopsychiatry, 57 ; 316-331.

Thornicroft, G. (2008) Stigma and discrimination limit access to mental health care. Social Psychiatry and Psychiatric Epidemiology, 17 ; 14-19.

Watanabe, N., Horikoshi, M., Yamada, M., Shimodera, S., Akechi, T., Miki, K., Inagaki, M., Yonemoto, N., Imai, H., Tajika, A., Ogawa, Y., Takeshima, N., Hayasaka, Y., Furukawa, T.A., Steering Committee of the Fun to Learn To, A. & Think through Technology, P. (2015) Adding smartphone-based cognitive-behavior therapy to pharmacotherapy for major depression (flatt project) : Study protocol for a randomized controlled trial. Trials, 16, 293.

Weiten, W. & Lloyd, M.A. (2008) Psychology Applied to Modern Life : Adjustment in the 21st Century 9th (nineth) edition. Wadsworth Cengage Learning.

WHO (2013) Global action plan for the prevention and control of noncommunicable diseases 2013-2020.

Wu, E., Torous, J. & Harper, G. (2016) A gap in the literature : Clinical role for smartphone applications for depression care among adolescents? Journal of the American Academy of Child and Adolescent Psychiatry, 55 ; 630-631.

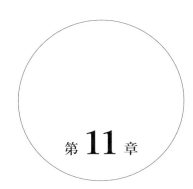

第 11 章

休職した社員のためのリワークプログラム

I　リワークプログラムとは

　休職中の社員を無理して復職させることはできますが，それだけではすぐに再発してしまいます。「再発を予防しながらの復職」を支援するのが，リワークプログラムです。

　近年，多くの企業において，精神疾患による休職者が増加し，また，休職した社員が復職しても，再休職を繰り返すケースが多く見られます。(独) 労働政策研究・研修機構が 2012 年に実施した調査した報告書 (独立行政法人　労働政策研究・研修機構, 2013) によると，休職した労働者の再発・再休職率が，身体疾患では 20％であるのに対し，精神疾患では 50％を超えていました。しかも，復職率が 45.9％と低いばかりではなく，退職率も 42.3％と高いという現実が示されています。

　また，通常の外来治療で復職した場合，復職 6 カ月の時点での再休職率は 55.9％に達し，しかも復職者の約 2 割は最初の 1 カ月で脱落していた，との報告 (堀他, 2013) もあります。これらのことは，通常の診療で復職の可能性を判断することが，とても難しいことを示しています。

　一方，精神疾患が軽症化するとともにその数が増えてきた，という病気の変化があります。そして軽症のうつ状態が若い人にも多く見られるようになり，かつて中高年の病気であったうつ病も若年化しています。また，躁うつ病の軽症型も多く見

られるようになり，典型的ではない発達障害も見つかるようになりました。

　このような精神疾患の共通の症状は「抑うつ状態」です。これらはうつ病と間違われやすく，軽症とはいえ「抑うつ状態」の程度が強くなれば，意欲や集中力が低下して仕事が続かなくなります。その結果，休職せざるを得なくなりますが，一旦復職しても，再び休職する社員が多く見られ，このような現象は1990年代後半から目立ってきました。そこで，軽症なものの，休職と復職を繰り返し，治り難い「抑うつ状態」の患者を対象とした再休職を最終目標とした「リワークプログラム（以下，プログラム）」（五十嵐他，2015）が開発され，現在では全国210カ所以上，全ての都道府県に会員の医療機関（以下，治療機関）があります。

http://www.utsu-rework.org/list/members/

II　いろいろなリワーク

1. リワークの種類

　図1に示すように，「リワーク」は，医療機関で行う「医療リワーク」，障害者職業センターで行う「職リハリワーク」，企業内や従業員支援プログラム（EAP）などで行われる「職場リワーク」に分けられます。これら3つのリワークの違いを図1に示します。

　「医療リワーク」は医療機関で行われる治療を目的としたリハビリテーションです。復職支援に特化したプログラムが実施され，再休職の予防を最終目標として働き続けるための病状の回復と安定を目指した治療です。健康保険制度のもと，厚生労働省が定める施設基準のあるデイケアや作業療法あるいは集団精神療法などで行われます。また，これは利用者本人の自由意思に基づくもので，費用の一部は自己負担となります。医療リワークは，保険医療として行われるので，企業の負担はありません。また，公費からの援助を使うと，本人の自己負担分は1日770～820円ほどです。

	実施機関	費用	対象	主な目的
医療リワーク	医療機関	健康保険	休職者	精神科治療 再休職予防
職リハリワーク	障害者職業センター	労働保険	休職者事業主	支援プランに基づく支援
職場リワーク	企業内,EAPなど	企業負担	休職者	労働させて良いかの見極め

図1　3つの「リワーク」とその違い

2. 地域障害者職業センター

　一方，厚生労働省傘下の独立行政法人高齢・障害・求職者支援機構により，都道府県に少なくとも1カ所置かれている地域障害者職業センターでは，公共職業安定所と連携して職業相談から就労・復職支援および職場適応までの一貫した職業リハビリテーションサービスを提供しています（加賀，2013）。休職している労働者に提供されるサービスが「リワーク支援」で，民間企業に在籍する休職者の職場復帰と職場適応および雇用主を支援していく職業リハビリテーションプログラム（加賀，2013）となっています。目的は職場への適応と雇用主の支援であり，病状を回復させるための治療ではない点が，医療機関のプログラムとの最も大きな違いで，「職リハリワーク」と呼ばれます（図1）。

3. 企業内で行われるリワーク

　企業内で行われる復職支援のためのプログラムを「リワーク」と呼ぶ場合があります（図1）。

　これは企業が社員に対し，安全に復職を果たすために行う支援です。厚生労働省が「心の健康問題により休業した労働者の職場復帰支援の手引き」で示した指針に盛り込まれた試し出勤やリハビリ出勤もこれにあたります。背景としては，主治医の発行する復職可能とする診断書どおりに復職させても再休職が多い，という現実に対応する措置と考えられます。休職中に行われるため，業務はさせずに出勤が可

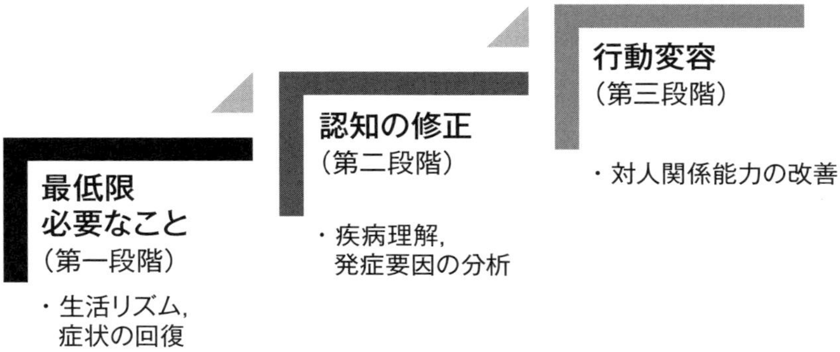

行動変容
（第三段階）
・対人関係能力の改善

認知の修正
（第二段階）
・疾病理解，発症要因の分析

最低限必要なこと
（第一段階）
・生活リズム，症状の回復

図2　プログラムの三段階

能かを確認し，復職させても安定した就労ができるのかを見極めることが大きな目的であり，「職場リワーク」（図1）と呼ばれます。本章では，医療リワークと職リハリワークについて説明します。

Ⅲ　医療機関におけるリワークプログラム

1．プログラムの概要

　プログラムは図2に示す3つのステップで進みます。すなわち，生活リズムを整えて病状を回復させる第1段階に次いで，疾病の理解と発症要因の分析を通じてそれまでの認識を修正する第2段階へと進みます。そして，第3段階では，休職前に行っていたさまざまなストレス状況に対処するための考え方や対処の方法を新たな対処方法へと変える，対人関係能力の改善を目指します。

　プログラムの重要な目標の一つは，私たちが復職準備性（図3）と呼んでいる再休職をしない安全な復職を果たせる状態を見極めることです。

　また，集団で行われるプログラムですので，診察場面では得られない多くの情報から，より正確な診断を出すことができます。特に，軽い躁状態，発達障害による

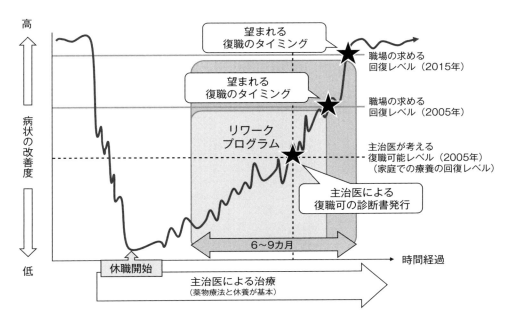

図3　休職中の病状の回復と復職準備性

コミュニケーション障害，不注意やこだわりなどの存在を確認し，プログラムの中で治療的な支援を行っていきます（飯島他，2016）。

2. プログラムの進め方

　当院（メディカルケア虎ノ門）でのプログラムの進め方を図4に示します。
　プログラムに入る前の段階で，プログラムに出席できる程度に規則正しい生活リズムの回復が前提となります。プログラムが始まると，集団での生活に慣れることが当面の目標となり，次いで休職した原因や理由を自分で整理し理解していきます。プログラムの目標は再休職の予防ですから，休職に至ったプロセスを詳細に検討し，発症から休職に至る症状の推移を知り，早期に病気の再燃に気づけるようになる必要があります。
　また，職場を含めた環境から与えられるさまざまなストレスと自分の受け止め方

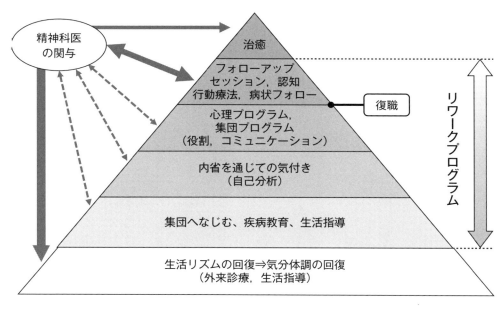

図4 リワークプログラムの治療構造

や対処の仕方に課題があることを理解しなければなりません。病気の発症が環境からのストレスだけによって起こることは稀で，多くの場合にはその人の物事のとらえ方や対処の仕方に課題があります。

　この段階が終わると心理士によるプログラムが本格的に始まります。また，特定のテーマに関する課題を数人で役割を分担しながら協働して取り組む集団プログラムが行われます。プログラム中にもストレス場面が生じますが，休職前と同じ結果にならないために，対処行動を休職前とは別のものに変えていく必要があります。このような経験を経て復職した後にはフォローアップのためのプログラムや集団認知行動療法が実施され，再休職の予防を図ります。

　復職後の外来診療においては，家庭生活や職場でのストレス場面が生じた際の病状の変化の有無を確認しながら，安定した病状が維持できていれば薬物も徐々に減量し，薬物療法が終了できれば病気は本当に治った状態と判定されます。

3. プログラムの実施形態

それぞれのプログラム提供機関は，その地域の事情を考慮して独自のプログラムを行っていますが，行われているプログラムは5つのカテゴリーに分けられます（表1）。

この5つのカテゴリーのプログラムが実施されている割合を調べた結果が図5です。現在では，集団プログラムが最も多く行われていますが，リワークに必要な4つのカテゴリーのプログラムがバランスよく施行されていることが重要です。

メディカルケア虎ノ門での，プログラム開始後10年間の復職者の就労継続に関する調査（五十嵐他，2015）からは，2005年1月～2015年12月の10年間にプログラムを利用した1,155人のうち，復職したのは925人で，プログラムからの脱落率は19.1%でした。復職後の就労継続は図6に示すように，1年後では78.4%，2年後には64.7%となっていました。

また，13カ所のプログラム実施施設を対象とした研究（五十嵐，2016）では，休職回数が2回以上または1回であっても180日以上の利用者を対象者として選定し，復職後に本人と主治医に対し調査を行いました。その結果が図7であり，1年後の就労継続率が78.4%，2年後が64.7%で，就労継続の中央値は1,561日でした。

表1　医療リワークプログラムの実施形態の定義

実施形態	プログラムの定義
①個人プログラム	文字や数字，文章を扱う机上における作業を実施する中で，主に集中力・作業能力・実践力の確認や向上が目的
②特定の心理プログラム	認知行動療法，SST，対人関係療法，グループカウンセリング，サイコドラマなどの特定の心理療法を実施
③教育プログラム	疾病理解，症状の自己理解を主目的とし，講師がいてテキストを使用するような講義形式のプログラム
④集団プログラム	協同作業，役割分担，対人スキル向上などを主な目的とし，集団で行う意図が明らかなプログラム
⑤その他のプログラム	運動，個人面談，創造，動機付け等，上記の①～④のいずれにも該当しないプログラム

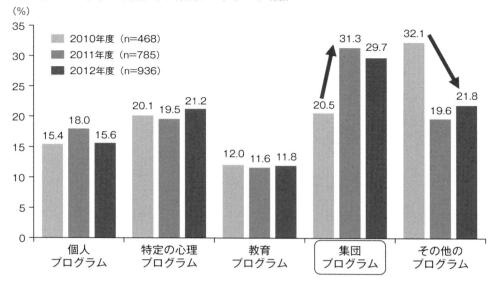

図5 医療リワークプログラムの実施形態（推移）

【方法】
対象者　2005年1月～2014年12月の利用者1155人のうち，復職した925人すべて
（プログラム途中の脱落率：19.1%）
観察期間　2005年1月1日～2015年3月31日
分析方法　Kaplan-Meire法
（起点：復職日，イベント：精神疾患を理由とする再休職，失職）

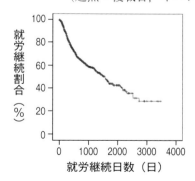

【結果】
復職後の就労継続推定値
中央値：1561.0日（95% CI 1362.6-1759.4）
1年後：78.4%
2年後：64.7%

図6　メディカルケア虎ノ門
リワークプログラム開設10年間の利用者の就労継続性に関する実態調査

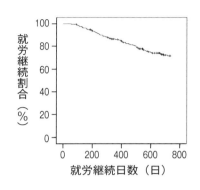

Kaplan-Meier 法による検討
【起点】　　　　　復職日
【イベント】　　　精神疾患を理由とする再休職・
　　　　　　　　　失職，自殺
　　　　　　　　　→56人（26.7%）
【就労継続推定値】1年後　86.0%（SE2.4）
　　　　　　　　　2年後　71.5%（SE3.2）

図7　復職後の就労継続性

Ⅳ　障害者職業センターでの職リハリワーク

1. プログラムの概要

　障害者職業センターでの「リワーク支援」は職業リハビリテーションの観点から行われており（加賀，2013），職リハリワークと呼ばれます。対象は，医療リワークと同じように，うつ病等で会社を休職されている方で，概要は図8ですが，医療機関のリワークとの大きな違いは，休職している社員の職場復帰に際して企業担当者や主治医をコーディネートする点です。

　つまり，主治医と企業からの協力がないと効果を得ることができません。利用者本人に対するプログラムは医療リワークでのプログラム内容と似ていますが，職リハリワークの大事な役割は，企業と主治医の協力を得ることであり，プログラムの予防効果も，医療の観点からの再休職予防ではなく，企業の対応による再休職予防が主になる傾向があります。

　当院でプログラムを終了した利用者でも，復職に際し企業とのコーディネートを行ってもらうケースもあります。特に近年では，発達障害の傾向があり，休職前にも職場でトラブルになったことがある利用者が多く見られ，その方が対象となります。

Step1　職場復帰に向けたコーディネート

休職者・主治医・企業担当者（人事労務／上司／産業看護職）と面談。情報収集や相談を通じ，復職に向けた課題点や復職の進め方を整理

Step2　復職に向けた支援プランへの合意形成

休職者・主治医・企業担当者間で支援プランに対する合意を形成

Step3a　休職者に対して	Step3b　事業主に対して
支援プログラムの提供	プログラム実施状況を共有しながら，復職準備に関する助言や支援を実施

Step4　復職後のフォローアップの実施

復職後の円滑な職場適応に関する助言や支援を実施

図8　職業リワークの構成（地域障害者職業センターでのリワーク支援）

2．サービスの利用料

　職リハリワークは労働保険を財源とする公的なサービスであり，利用料は無料です。これに対し，医療リワークは健康保険が財源ですので，原則3割，自立支援医療制度を適応した場合には1割，の自己負担が発生します。このようなことから，職リハリワークを利用したいと思う方も多くいらっしゃいますが，職リハリワークでは，医療的には十分な再休職予防への備えができない場合もあります。また，職リハリワークは公務員を対象とはしていません。

3．職リハリワーク実施後

　通常3カ月間とされる職リハリワークをうけて，復職が成功しているケースももちろんありますが，そのようなケースはあまり重症例ではなかった可能性もあります。医療リワークに参加している利用者は，平均の休職回数が2回以上，合計の休職期間で20カ月という難治例が多いのですが，職リハリワークの利用者の背景や

復職後のフォローの結果については，公表されたデータがありませんので比較ができません。

V 主治医とリワークプログラム

1. リワークの現状

　平成 20 〜 21 年にかけて私たちは，精神科診療所および精神科病院で勤務する常勤精神科医を対象として，「うつ病」で休職する患者の復職に関するアンケート調査（五十嵐他，2012）を実施しました。その結果，回答した 2,500 人以上の精神科医の 50％以上が，"復職の判断が難しく再休職が多い" と回答しており，治療を行っている専門医にとっても復職の判定が困難であるという現実がわかりました。

　休職中の社員の復職，リワークプログラムの利用については，主治医が非常に重要な役割を担っています。プログラムを実施している医療機関（以下，プログラム実施機関）に主治医がいる場合と他院から紹介されてプログラムのみを利用する場合とでは，主治医の役割に大きな違いが生じます。復職後にいかにうまく就労し続けられるかは，主治医の腕にかかっています。

　当院のように，プログラム利用にあたって当院への転院を必須の条件としているプログラム実施機関は全体の 15％程度と少数です。プログラム実施機関に主治医がいることのメリットは，スタッフとの連絡が密に取れ，復職後も主治医が変わらず治療を行うのでプログラム中に得られた知見を十分に生かすことができることです。

　このため，プログラム実施機関としては，できれば少なくともプログラム利用中は主治医をプログラム実施機関の医師に変更してほしいというのが本音です。しかし，地域における医療機関どうしの関係性などに配慮すると，他院の患者を受け入れているプログラム実施機関は主治医の変更に対してハードルの高さを感じ，やむを得ず他院の患者を受け入れています。主治医をどのように設定するか，主治医と

リワーク医療機関がどのように連携できるかは微妙な問題ですが，患者や会社が迷った時には，リワークプログラムを提供している医療機関に相談していただくのがよいと思います。ここで，リワークプログラム参加中，復職時，復職後の時期に分けて主治医の役割についてさらに考えてみます。

2. リワークプログラム参加中の主治医の役割

　休職中の主治医の役割は復職前の状態にまで病状を回復させ，再び働けるようにすることです。リワークプログラム中の役割も，診断を確定し復職に可能な病状の安定を維持するように治療を行うことです。

　患者がリワークプログラムに参加した後，診断が変わることは珍しくなく，うつ病の診断が躁うつ病に変更されることもあります。抗うつ薬が気分の波をかえって大きくしている場合があり，診断が変われば，治療薬を抗うつ薬から気分安定薬という気分や体調の波を安定させる薬剤に変える必要があります。処方薬の変更だけで症状の劇的な回復が見られる場合もあります。診察のみでは診断が難しい場合でも，リワークプログラムでは1日3〜10時間はスタッフが観察をしますので，その観察によって容易に躁うつ病の症状を見抜くことができるのです。また，コミュニケーションが下手で職場環境にうまく適応できず「抑うつ状態」を呈して適応障害と診断されている場合，発達障害の傾向があるかどうかを診察で見抜くことは困難です。このような傾向のある人は複数の人とのコミュニケーションの場面で，不得意な特徴が表れやすいからです。診察のような一対一であまり込み入った会話でない場合には，対話がスムースに進むのですが，場面が変わって何人かで討論している時に，突然場違いな話を始め，発達障害の傾向が疑われることになります。このようにリワークプログラムは集団でのプログラムですので，その場での言動を注意深く観察し，現実に即した正しい診断への変更につながる重要な情報を得ることができます。

　この情報の多くはプログラムを運営しているスタッフが把握しますが，主治医がプログラム提供機関にいれば情報が直接的確に伝わり，診断や治療薬の変更につな

がります。しかし，主治医が他院にいる場合には情報を報告書や電話などで伝えることになり，なかなかうまく真意が伝わりません。診察室内の様子しか見ていない主治医が，プログラム中の様子で軽躁状態が見られたと報告されても，にわかには信じられないかもしれません。このようにリワークプログラム実施機関の医師やスタッフからの情報を，他院の主治医が受け入れることは困難である場合があるので，プログラム中の主治医の役割は，プログラムで得られた情報に基づいて本人と話し合いを行い，よりよい復職を目指すために，適切なアドバイスを行うことです。

3. 復職時の主治医の役割

　復職時には「復職可能」である旨の診断書の発行が求められます。「休職せよ」との診断書を受けて，会社として休務を命じているので，それを解除するために主治医からの「復職可能」の診断書が必要です。この際，どの程度回復して職場への復帰を進めてよいのかに関しては，リワークプログラム中の評価が重要になります。プログラム提供機関に主治医がいる場合には文書での連携のみならず，人事担当者や上司が直接医療機関に来て，病状の回復度やプログラムへの参加状況を聞くことも可能です。うつ病リワーク協会の調査研究（五十嵐他，2016）によると，復職時の連携が必要な例は，会社で問題となる事例性が高い躁うつ病や発達障害であることが判明しており，会社とプログラム実施機関のスタッフや医師との連携が必要です。また，企業の処遇について，強い介入が必要な場合には，職リハリワークを行う障害者職業センターでの支援を受ける方がいいケースもあります。

4. 復職後の主治医の役割

　復職はあくまでもスタートで，復職後が本番です。プログラムの仲間やスタッフから離れ，一人で復職後のプロセスを歩んでいくことになります。復職後のフォローアップのためのプログラムが設けられている場合は積極的に利用するとよいでしょう。復職直後は急激な環境の変化に晒され，ストレスが高まることへの予防にもな

ります。このプログラムではお互いに復職後の職場での悩みや困り事を相談しあうので，相談に乗ってもらった安心感と合わせて，相談に乗れたという自信にもつながり，参加者の成長を促す効果があります。その結果として再休職が減るものと思われます。

　リワークプログラムにある程度のストレスがあるといっても，復職後のストレスとはレベルが違います。復職直後は業務制限がかけられていても，半年から1年のうちには解除となり，休職前の働き方を求められるようになります。復職後の再休職予防は主治医の主要な役割であり，再休職を予防しながら本来の能力が発揮されるように向かわせるのが主治医の役割です。このような時にもプログラム実施機関の医師であれば，経験が豊富で，プログラム中から病状の経過を熟知しているので，安心して治療が受けられます。

VI 中小企業における休職者対策上でのリワーク施設の使い方

1. プログラム選択の際の重要性

　休職中の社員の休職が初回かどうかは重要な情報です。転職の場合，再就職の際の評価にマイナスイメージを与えるので，前職での休職歴は語られないことが多いでしょう。新卒の場合にも大学時代ばかりでなく，高校時代以前の時期に「抑うつ状態」となっていることもあります。そのような社員には医療リワークが必要になることが多いですが，それは語られなければわかりません。

　リワークプログラムが効果を十分に発揮して，復職後にも安定した就労状況が続くために，主治医の存在が大事であることについては述べました。次に重要な点は，どの時期にプログラム実施施設を利用するかです。中小企業では，社員が体調不良になれば，状況は把握されると思いますし，休職になればその情報はすぐに共有さ

れるでしょう。これまで、休職した社員には、十分に休養をとって病状を回復させ、復職できる状態になったら会社に報告してもらう、という段取りが普通でしたが、近年「抑うつ状態」で休職する社員の病気の仕組みは複雑になっており、診断が困難であったり、薬物療法があまり効果を発揮しない場合もあります。したがって主治医をどう選ぶかも含めて、休職して間もない時期から会社が相談にのるとよいでしょう。

2. 中小企業での実施における注意点

　中小企業では休職可能な期間が大企業と比較して短いと思われます。時間的猶予のない中で、休職中にいかに病を回復させ安定した状態に保ち、復職に耐えられるのかを見極めるには、休職直後からのプランが重要です。通院していれば自然に良くなるというものではありません。正確な診断にもとづく的確な薬の選択と生活指導が必要です。そのような治療に長けているのは、プログラム実施機関の精神科医です。なるべく早期に転院をして無駄のない休職期間を過ごし、その期間中にプログラムを受けることが必要です。転院するタイミングや、なるべく円滑に転院するための方法については、リワークプログラムの施設に相談してください。施設によっては、当院のように基本的には6カ月間のプログラム期間を設定している機関もありますが、休職期限を超えて退職するまでプログラムの継続を強要する施設はありません。プログラム途中で復職となりますが、その場合でも、受けたプログラムの効果は単に医師の診察だけを続けた場合とは比較にならないほど大きいでしょう。

　たとえば、500人の中企業で1人の休職者がいれば0.5％ですが、10,000人の会社で0.5％の休職者がいるとなると、50人の休職者となります。大企業でも50人の休職者がいれば相当大きな影響です。一人の休職者が出ると、その社員が行っていた業務を周りの同僚や上司が引き受ける状況が一定期間続くことになります。リワークプログラム提供機関は、休職中の社員の方々に安全な復職と再休職の予防の備えを行うとともに、会社には確実な復職とその後の就労の継続についての協力を要請します。

すでに触れたように復職後の再休職が多く，復職したとしても再休職すると退職となるケースもあります。この際，「会社から辞めさせられた」と一方的に受け取る社員もいますが，プログラムに参加して自分の病気の原因を考え休職の要因が自分側にもあると理解していると，退職は制度上の決めごととして受け止め，退職後の働き方を含めた就労を考える素地になります。また，障害者職業センターの職リハリワークは休職前に会社とトラブルがあったなど，復職の際に困難が予想される場合に利用すると効果があり，センター本来の目的に沿った利用であると思われます。

文　　献

独立行政法人　労働政策研究・研修機構（2013）メンタルヘルス・私傷病などの治療と職業生活の両立支援に関する調査．JILPT 調査シリーズ 112；76-116.

堀輝・香月あすか・守田義平・吉村玲児・中村純（2013）うつ病勤労者の復職成功者と復職失敗者の差異の検討．精神科治療学，28(8)；1063-1066.

五十嵐良雄・大木洋子（2012）リワークプログラムの治療的要素およびその効果研究．産業ストレス研究，19(3)；207-216.

五十嵐良雄・大木洋子・飯島優子・石川いずみ・福島南（2012）抑うつ状態の外来リハビリテーション—リワークプログラムの役割．精神科，20(6)；582-592.

五十嵐良雄・大木洋子・福島南（2015）リワークプログラムのエッセンスを取り入れたビジネスモデル．精神科治療学，30(12)；619-1626.

五十嵐良雄（2016）リワークプログラムのエビデンスと再就労支援への取り組み．デイケア実践研究，20(1)；34-40.

五十嵐良雄・横山太範・加藤和子（2016）リワークプログラムにおける就労支援．精神科，28(2)；101-107.

飯島優子・高橋望・榎屋貴子・吉村淳・福島南・五十嵐良雄（2016）リワークプログラムにおけるチーム医療，精神科医療のチーム医療実践マニュアル．pp.58-76．新興医学出版社．

加賀信寛（2013）地域障害者職業センターのリワーク支援．精神医学，55(8)；777-784.

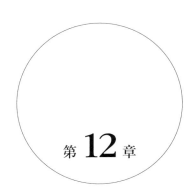

第 12 章

短期型リワークプログラム

I 短期型リワークプログラムとは何か

　メンタルヘルスの不調による休職者の復職支援や復職後の再発予防を目的としたリワークプログラムは全国で行われており，リワークプログラムは復職後の就労継続に効果があるといわれています（Ohki, 2012）。一方で，リワークプログラムの参加期間は平均250.4日との報告があるように（五十嵐, 2013），利用期間が半年を超えることが多いという実態があります。そのため，長期休職を取得可能な大企業の休職者でないと，なかなかリワークプログラムを利用しにくいという実情がありました。そこで，短期間でも一定の就労継続効果を有するリワークプログラムの開発が進められています。

II 短期型リワークプログラムの特徴

　短期型リワークプログラムと既存型リワークプログラムを使い分けられる医療機関で行われた調査研究（酒井・有馬, 2015）では，短期型プログラムを選択した休職者は，既存型プログラムを選択した休職者よりも残休職期間が短く，客観的評価

表1 復職支援の機能の違い

	精神科医療機関が行うリワークプログラム	職業リハビリテーション機関が行うリワーク支援
医療的支援	あり	なし
企業担当者との復職調整	なし	あり
プログラムの目的	・復職準備性の向上 ・精神科的治療 ・医学的リハビリテーション	・復職準備性の向上 ・職業リハビリテーション

　によるうつ症状が有意に軽く，主観的評価によるうつ症状は軽く，健康関連 QOL は有意に高く，社会機能も高かったが，復職準備性には有意差がなかったと報告されています。つまり，休職満了まで猶予のない休職者，または，うつ症状や一般的な社会機能は回復しているものの，復職を想定した生活リズムの調整ができていなかったり，復職後の業務の準備（職場や業務関連の情報を入手したり，通勤訓練を行うなど）ができていない休職者が，短期型リワークプログラムを利用したと言えます。

　これらの対象者は，医療的支援というよりも職業リハビリテーションに重点を置いた支援が必要であり，障害者職業センターなどが行うリワーク支援（高齢・障害・求職者雇用支援機構障害者職業総合センター職業センター，2016）に近い支援形態であるともいえるでしょう（表1）。

III　短期型リワークプログラムの実施例①

　比較的利用期間の長いリワークプログラムが一般的ですが，短期型リワークプログラムを実施している医療機関もあります。短期型リワークプログラムの実施例と

注1）「有意に」とは，ある影響が偶然のみによって生ずるとは考えにくいことが統計的解析によって示されたことを意味する。

	RTW/BASIC (短期型プログラム)	RTW/ADVANCED (既存型プログラム)
コンセプト	行動モデル	内省モデル
プログラム内容	オフィスワーク（30％） 心理教育・演習（60％） エクササイズ（10％）	オフィスワーク（10％） 心理教育・演習（80％） エクササイズ（10％）
目標設定（評価項目）	8項目	14項目
適応背景	初回エピソードを想定	再発・再休業例を想定
社会的ニーズ	3～6カ月しか休めない	8～12カ月は休める

図1　品川駅前メンタルクリニックの2つのリワーク

しては，品川駅前メンタルクリニックが挙げられます。このクリニックは品川駅から徒歩2分という立地で，近隣の大規模事業場に勤務するメンタルヘルス不調者の受診が多いのが特徴です。クリニックには，リワークbasic（短期型のリワークプログラム）とリワークadvance（既存型のリワークプログラム）の2つのコースがあり（図1），本人の意向を考慮しながら，医師やリワークスタッフとの面談を通してコースを決定していきます。

　リワークbasicでは，初めて休職をする方を対象として，生活・体調管理や現実的な課題を重視したカリキュラム構成になっています。「オフィスワーク」では，個別に課題に取り組んで集中力や作業能力を向上させたり，「集団認知行動療法」では，不調につながる思考や行動パターンを自覚して，現実的な対処法を検討します。また，「セルフ振り返り」の時間では，集団認知行動療法で得た気づきをもとに，休職に至った経緯をレポート形式でまとめます。

　リワークadvanceは，複数回の再発・再休職を繰り返している方を対象にしており，生活・体調管理に加えて，心理的な内省を重視したカリキュラムになっています。個人史を作成してグループで発表することを通して，不調に陥るパターンに気づいたり，今，困っていることをテーマに取り上げて，グループ全体で検討したりします。また，リワークプログラムに参加して気づいた自分自身の傾向などを「私

の仕様書」にまとめて，復職後の行動指針にしていきます。このように，対象者層や利用目的に応じてプログラムを選択できることは，きめ細やかなサービス提供につながると考えられるでしょう。

Ⅳ　短期型リワークプログラムの実施例②

　国立精神・神経医療研究センター病院でも 2015 年 10 月末からリワークデイケアを開始しました（図2）。

　国立精神・神経医療研究センター病院は東京都小平市にあり，緑の木々が茂る長閑な病院です。2018 年 6 月からは，週 4 日×4 カ月 1 クールの通所型デイケアにプログラムを改訂しました（図3）。

　当院のリワークデイケアは，国立精神・神経医療研究センター認知行動療法センターが協力する形で実施しています。そのため，プログラム構成は認知行動療法の比重が高いという特徴があります。認知行動療法のスキルを学び，現実の受け取り方やものの見方（認知）に働きかけたり，問題解決に向けた対処ができるようにな

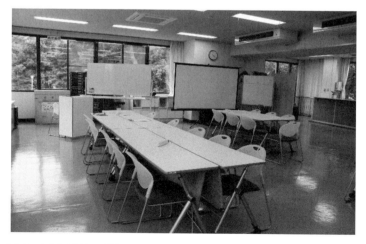

図2　国立精神・神経医療研究センター病院　復職支援室の様子

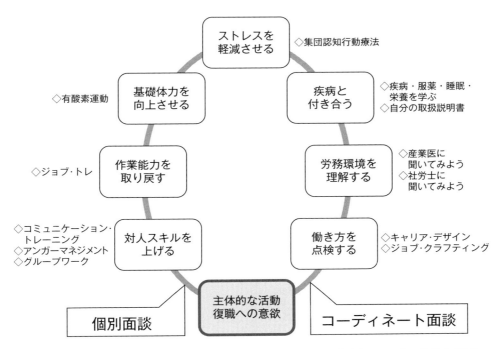

図3 国立精神・神経医療研究センター病院 リワークデイケアのプログラム構成

ることで，ストレス対処力を高めていきます。また，薬剤師，栄養士などの協力を得て，疾病，服薬，睡眠，栄養管理に関する心理教育を行い，再発防止に役立つ知識を身につけてもらいます。その他，職場の人間関係が原因で不調を来す方も多いため，復職後に遭遇し得る場面を想定したコミュニケーショントレーニングや，パソコン作業，プレゼンテーションなど，仕事に類似した課題を行うジョブトレーニングを行っていきます。さらに，休職を「失敗体験」としてのみ捉えるのではなく，これまでの自分の働き方を振り返り，今後，どのように生きていきたいかを考え直す機会と捉えて，キャリアデザインの演習を行います。

また，産業医や社会保険労務士[注2]による労務管理に関する講義も新しい試みといえます。休職は事業場ごとの雇用契約と労務管理のルールに基づき定められており，

注2)「社会保険労務士（社労士）」は，人事労務管理の専門家であり，中小企業を中心に経営や労務についてのコンサルティングを行う。近年，がん患者の就労支援や医療従事者の勤務環境改善に向けて，社会保険労務士と医療機関が連携する取り組みが始まっている。

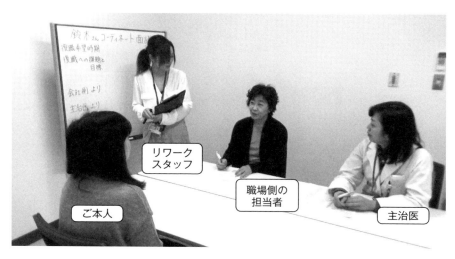

図4　コーディネート面談のイメージ

「将来，また働ける見込みがあること」を前提として一時的に休業する状態を指します。そのため，従業員は復職後も健康状態に考慮した就労上の配慮を受ける権利がある一方で，雇用契約上求められる労務を提供できることを前提に雇用されていることを再確認します。また，会社には安全配慮義務があるが，従業員には自己健康管理義務があり，仕事をするために必要な自分の健康は自分で守る義務があることを認識してもらいます。復職時に権利を主張し過ぎて，果たすべき義務を軽視してしまわないように，また，受け入れる職場側との意識のズレを最小限に止めて，バランスのよい視点を持って復職できるように，労務管理の基本を学んでおくことは有益であると考えられます。

　もう一つの特徴は，本人や家族，人事や上司，産業保健スタッフなどの担当者と医療従事者が集まってコーディネート面談を実施することです（図4）。休職が長期化している場合には，会社の担当者との連絡が事務的な書類のやり取りだけになっていることもあります。また，休職期間に担当者が変わってしまい，休職者のことをきちんと把握している人がいなくなっていることもあります。そのため，本人の現在の体調や生活の様子を共有したり，復職の時期や復職後の職場調整につい

て，双方の希望や意見を出し合い，摺り合わせを行うことはきわめて重要です。

　こういった話し合いを実施することで，復職を目指している休職者の状態についての情報が適切に共有され，復職に向けたステップが加速度的に進んでいく場合もあります。人事や上司，産業保健スタッフなどの協力が，リワークプログラムの短期化を可能にすると考えられます。

V　企業との連携

　リワークプログラムを利用する際には，企業の担当者は本人の了解を得て主治医やリワークスタッフと連携を図るとよいでしょう。休職者本人からの情報だけでなく，第三者から休職前の本人の様子を聞くことは客観的な視点に基づいた支援を行うことに繋がるため，リワークスタッフにとっても非常に役に立ちます。また，企業の担当者にとっても，復職前後に相談に乗ってもらえる専門家がいることは，心強く感じられることでしょう。

　「どのタイミングで復職すれば，受け入れがスムーズなのか」，「復職にあたって最低限クリアしておいて欲しい必要条件があるのか」，「復職後の業務調整はどの程度可能なのか」など，会社側の方針を本人とリワークスタッフに伝えておきます。このような連携を図ることで，復職が円滑に進むと考えられます。

　また，リワークプログラムの導入時期も検討の必要があります。休職満了に近づいた時点で慌ててプログラムを利用するのではなく，早い段階からリワークプログラムの利用を検討します。近隣にいくつかのリワークプログラムを行う医療機関がある場合には，本人に見学に行くように勧めるとよいでしょう。施設によってプログラム内容や支援方法，利用基準や平均利用期間などが異なるため，自分の目で見て，自分に合ったプログラムを探すことが大切です。

Ⅵ　今後の展望

　NTT東日本関東病院でリワークプログラムが始まってから20年が経過して（秋山他，2013），うつ病休職者を対象としたリハビリテーションという概念は定着し，実施機関も首都圏および地方都市部を中心に増えてきました。今後は，本章で紹介したような短期型プログラムが確立し，長期の休職期間が取得しにくい中小規模事業場の休職者にも使いやすいリワークプログラムが展開されることが望まれます。また，休職者や企業側も「主体的にプログラムを活用する」という意識を持って，医療従事者と目的や活用方法を相談しながら復職を目指せるようになるとよいでしょう。

文　　献

秋山剛，うつ病リワーク研究会（2013）うつ病の人の職場復帰を成功させる本　支援の仕組み「リワーク・プログラム」活用術．講談社．
五十嵐良雄・山内慶太・大木洋子（2013）リワークプログラム利用者の復職後2年間の予後調査．厚生労働省障害者対策総合研究事業「うつ病患者に対する復職支援体制の確立　うつ病患者に対する社会復帰プログラムに関する研究」．pp.57-70.
Ohki Y, Igarashi Y（2012）A study of effectiveness of rework program for patients on sick leave due to mental disorders. Occupational Mental Health, 20(4)；335-345.
高齢・障害・求職者雇用支援機構障害者職業総合センター職業センター（2016）精神障害者職場再適応支援プログラム　リワーク機能を有する医療機関と連携した復職支援．障害者職業総合センター職業センター実践報告書 No.26．pp.3-71.
国立精神・神経医療研究センター病院ホームページ　http://www.ncnp.go.jp/hospital/sd/seishin/reha05.html
酒井佳詠・有馬秀晃（2015）リワークマニュアルの効果を検討するための無作為比較試験のプロトコルおよび進捗状況．厚生労働省障害者対策総合研究事業「うつ病患者に対する復職支援体制の確立　精神障碍者の就労移行を促進するための研究」．pp.171-177.
品川駅前メンタルクリニックホームページ　http://www.shinacli.com/
全国社会保険労務士会連合会 HP「社労士とは」　http://www.shakaihokenroumushi.jp

【編著者略歴】
秋山　剛（あきやま つよし）（第4・5章）
1979年3月東京大学医学部卒業。1996年4月より関東逓信病院（現 NTT東日本関東病院）精神神経科部長，現在に至る。
公益財団法人こころのバリアフリー研究会理事長，認定NPO法人東京英語いのちの電話名誉理事長，集団認知行動療法研究会代表世話人，NPO法人国際病院認証支援機構副理事長，多文化精神医学会副理事長，環太平洋精神科医会議事務局長，一般社団法人うつ病リワーク協会理事，世界文化精神医学会理事

大野　裕（おおの ゆたか）（第9章）
一般社団法人認知行動療法研修開発センター理事長／ストレスマネジメントネットワーク　代表
1950年愛媛県生まれ。2011年6月より独立行政法人 国立精神・神経医療研究センター 認知行動療法センターセンター長を経て，現在に至る。
著書に『簡易型認知行動療法実践マニュアル』（ストレスマネジメントネットワーク，2017），『「こころ」を健康にする本』（日本経済新聞社，2018），『こころが晴れるノート』（創元社，2003），『精神医療・診断の手引き』（金剛出版，2014）ほか多数。認知療法・認知行動療法活用サイト『こころのスキルアップ・トレーニング【ここトレ】』監修

【著者一覧】（五十音順）
青木　悠太：昭和大学発達障害医療研究所（第10章）
五十嵐良雄：医療法人雄仁会理事長／メディカルケア大手町院長（第11章）
石橋佐枝子：姫路獨協大学看護学部看護学科（第1章）
今村幸太郎：東京大学大学院医学系研究科 精神保健学分野（第8章）
奥山　真司：トヨタ自動車株式会社人事部（第1章）
川上　憲人：東京大学大学院医学系研究科 精神保健学分野（第8章）
工藤　寛子：トヨタ自動車株式会社人事部（第1章）
後藤　剛：山形さくら町病院（第3章）
田島　美幸：国立精神・神経医療研究センター 認知行動療法センター（第12章）
廣　尚典：産業医科大学 産業生態科学研究所精神保健学／産業医実務研修センター（第6章）
福本　正勝：株式会社i・OH研究所（第2章）
藤田　康孝：医療法人社団更生会 草津病院精神科（第3章）
山田　晴男：社会保険労務士 山田事務所（第7章）
若林　淳一：NTT東日本関東病院精神神経科（第4章）

これならできる
中小企業のメンタルヘルス・ガイドブック
主治医の探し方、ストレスチェックからリワークプログラムまで

2018年9月10日　印刷
2018年9月20日　発行

編著者　秋山　剛・大野　裕
発行者　立石　正信
印刷・製本　三報社印刷
装丁　臼井新太郎／装画　朝野ペコ

株式会社　金剛出版　〒112-0005　東京都文京区水道1-5-16
電話03（3815）6661（代）　FAX03（3818）6848

ISBN978-4-7724-1643-6　C3011　Printed in Japan ©2018

好評既刊

Ψ金剛出版　〒112-0005　東京都文京区水道1-5-16　Tel. 03-3815-6661　Fax. 03-3818-6848
e-mail eigyo@kongoshuppan.co.jp　URL http://kongoshuppan.co.jp/

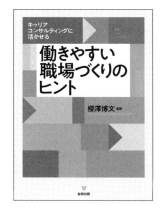

キャリアコンサルティングに活かせる
働きやすい職場づくりのヒント
［監修］櫻澤博文

「過労死ゼロ」を目指すうえで必要とされる，「働きやすい職場」とは？　多くの企業で産業医として活躍する監修者と，キャリアコンサルティングやストレスチェック，共生社会，エイジレス社会など，さまざまな分野の実務家たちが，誰もが働きやすい職場について事例等も交えて解説。健康経営に関心をもつ経営者や人事労務，産業保健スタッフ，労働者などの企業関係者だけでなく，教育関係者や就職を控えた大学生とその保護者の方にも役立つヒント集。　　　　　　　　　　　　　　　　　　　　　　　　本体2,600円＋税

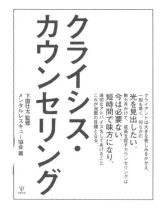

クライシス・カウンセリング
［監修］下園壮太　　［著］メンタルレスキュー協会

クライシス・カウンセリングのクライアントは，一刻も早く何らかの光を見出したい。それには，数カ月をかけて成長を促すカウンセリングや，過去を解きほぐすカウンセリングは必要ない。クライアントは，次の4つの痛いところをかかえている。①疲労感・負担感（クライアントはとにかく疲れている），②無力感（自信がなくなり，自分には何の手段もないと感じている。どこにも居場所がない，誰も助けてくれないという孤独感），③自責感（うまくいかないのは自分のせいだ），④不安感（能力もなく努力もできない私を，みんなが嫌っている。今度，この状態はよくならない。同じような悲惨な出来事が続くかもしれないという悩み）である。　　　本体2,800円＋税

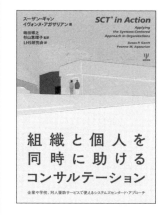

組織と個人を
同時に助けるコンサルテーション
企業や学校，対人援助サービスで使える
システムズセンタード・アプローチ
［編］スーザン・ギャン　イヴォンヌ・アガザリアン　［監訳］嶋田博之　杉山恵理子

システムズセンタード・アプローチは，組織と人をそれぞれ一つのシステムとみなすリビングヒューマンシステム理論（TLHS）を基礎とした問題解決のための実践的手法である。本書は，学校，企業といった対人援助サービスや非営利組織など，さまざまな組織にシステムズセンタードの手法を適用した理論と実践例がまとめられている。　　　　　　　　　　　本体3,800円＋税